传 心 集

蒋朗山 著

肖定洪　徐建德　校注

上海科学技术出版社

图书在版编目（CIP）数据

传心集 / 蒋朗山著 ；肖定洪，徐建德校注. -- 上
海 ：上海科学技术出版社，2023.1
ISBN 978-7-5478-5886-8

Ⅰ. ①传… Ⅱ. ①蒋… ②肖… ③徐… Ⅲ. ①中医临
床－经验－中国－清代 Ⅳ. ①R249.52

中国版本图书馆CIP数据核字(2022)第175535号

本书受上海市卫健委科研项目"蒋元烺《传心集》学术思想及
其与陈氏儿科学术渊源关系的研究"(201640076)资助出版。

传心集

蒋朗山　著

肖定洪　徐建德　校注

上海世纪出版(集团)有限公司
上 海 科 学 技 术 出 版 社　出版、发行
(上海市闵行区号景路 159 弄 A 座 9F - 10F)
邮政编码 201101　www.sstp.cn
江阴金马印刷有限公司印刷
开本 889×1194　1/32　印张 3.5
字数 60 千字
2023 年 1 月第 1 版　2023 年 1 月第 1 次印刷
ISBN 978 - 7 - 5478 - 5886 - 8/R · 2615
定价：39.00 元

　　蒋元烺，清末秀才，江苏青浦华新镇蒋家巷（今属上海青浦区）人，《传心集》为其所著。本书底本为陈氏儿科传人钱止修医帅于抄本，蒋元烺之子蒋更宅之徒谭林伯校辑。全书分上、下两卷，有对疫病的认识，如伤寒、瘟疫、外感热病、疟疾、痢疾、霍乱等；有对急性病证的认识，如卒中风、破伤风、中暑；有对内科常见病的认识，如内伤脾胃、呕吐、泄泻、痞满、呃逆、咳嗽、嗳气、中满臌胀、血证、自汗、盗汗、痛证、痿证、痹证、眩晕、消渴、不寐等；有中医外科常见病的认识，如痔漏、肠风、发斑瘾疹等。卷末附五运六气图说、三径草庐誊稿。全书内容丰富，贴近临床实用。

　　本书可供中医临床工作者、中医院校师生及中医爱好者参考阅读。

内容提要

一、蒋元烺其人考略

蒋元烺，字朗山，生卒年不详。据民国《青浦县续志·孝友传》记载："蒋元烺，字朗山，诸生。孝谨天至。咸丰庚申之乱，贼掠之去，辗转至常熟，日夜思亲，饮泣不已。贼严系之，历半载不得脱。""咸丰庚申之乱"即发生于咸丰十年（1860）的江苏、浙江的太平天国战争。光绪《青浦县志·忠义传》记载，蒋元烺之父蒋汝枚，"字拜庚，诸生，居蒋家行"。蒋家行即现上海市青浦区华新镇新宜村蒋家巷。蒋汝枚因"周立春之乱，以义团有功议叙七品"。1860年太平军攻陷青浦，蒋汝枚被俘后被杀害。蒋元烺被俘半年后乘太平军不备逃出常熟。1860年时蒋元烺应为儿童，可以认为其出生时间应在道光、咸丰年间。

民国《青浦县续志·孝友传》有"尝从何其超学，以医名"。何其超，字超群，号古心，晚号藏斋，生于1803年，卒于1871年，为青浦竿山何氏世医第二十三代传人、诗人。据何其超生卒年月，蒋元烺当于1860年前后至1871年间师从何其超学医。

蒋元烺医术高超，疗效颇佳。《传心集》钱正修手抄本"跋"中记载："太夫子以名诸生，而达于医理，名噪于时者,垂四十余年。"言其治疗效果云:"凡人有痼疾而医药罔效者,一经诊治,无不立愈。"谭林伯序言亦云"前清同光之际,朗山公大济蒸民,刀圭所施,活人无数,声誉卓著,有名于时,金以为东垣、丹溪复生也。治证数十年,积劳成病以殁。"据此,蒋元煐医学成熟于1864年到1894年的"同光之际"。

蒋元煐除了医术高超外,还工于诗词。《传心集》钱正修手抄本胡佑模"序"介绍其"本儒而医者,书史之外,酷好吟咏。行道之暇,辄与二三知己饮酒赋诗,以言情见志,妙句清词,每多道人所未道。惟篇稿散佚,存者寥寥。医名所掩,人多不知其能诗耳"。

二、《传心集》成书及学术价值

《传心集》具体成书时间不详,但据《传心集》钱正修手抄本谭林伯序所言,其成书时期应当在1864年到1894年的"同光之际"。《传心集》成书后未印刷出版的原因,钱正修手抄本谭林伯序云"因有是书,当时曾有多人劝付剞劂,无如前辈过于谦让,以为不足传世,未之许也"。

据《传心集》钱正修手抄本胡佑模在"序"中认为该书可以指导初学者由浅入深地学习中医诊疗,云:"盖本平日治疗之经验,参以学问所得,推阐发明。故所论列皆非泛常,迥与他人徒凭理想抄袭陈言者不同,立言简而括,遗意约而赅,所用方药编为歌诀,用以教授学者,故名曰传心。初非矜为著述也,学者苟循,是以求升堂入室不难矣。"嘉定陈启朕在"跋"中亦云:"裒而集之,附以说明,以启迪学者,亦圣人心法相传之意。"并评价其内容曰:"会诸家之要旨,集先哲之大成,本乎心得,参以妙用,审辨七情六气、寒热温凉,就症立方,神效昭著。"

三、《传心集》的版本及流传

《传心集》在《全国中医图书联合目录》中未记载。据笔者调查,目前存有钱乐天本和钱正修手抄本。

钱乐天本为原河北省中医研究所筹备处钱乐天所得传抄本。作者不详,因封面上载有"上海刘一仁"而认为是"刘一仁"所著。一般认为该书为抄于清道光年间。该版本内容包括诊脉、汤头、本草、病因、证治等内容。原河北省卫生工作者协会1954年据此手抄本改名为《中医捷径》,并内部出版作为学习材料。1958年原河北省中医研究所以《医学传心录》为名由河北人民出版社正式出版。其后在该版本基础上,先后出现1969年台湾北一出版社《医学入门》、1971年香港太平书局《珍藏秘本中医捷径》、1974年香港文光图书有限公司《珍藏秘本中医捷径》、1975年河北人民出版社《医学传心录》、2014年学苑出版社《医学传心录》、2015年山西科学技术出版社《医学传心录》等版本。

钱正修手抄本正文第一页写明"青浦蒋元烺朗山著",为蒋氏世医第四代蒋明华传抄予徒弟金文彬,金文彬再传抄于其徒陈叔达。笔者所阅为陈叔达学生钱正修1956年手抄本。该本由胡佑模、谭林伯作序,嘉定陈启朕写跋,并在该抄本末附有"三径草庐誊稿",记录了蒋元烺诗作23首。在该抄本的凡例中记载"是书原稿遗失已久,诸家抄本妄以私意窜改,互有异同,莫衷一是"。因此,民国五年(1916),由蒋元烺之子蒋更宅纂,蒋元烺之孙蒋镜清、蒋达泉参订,嘉定谭林伯校辑,陈沁梅参校而成。

钱乐天本中,卷首附有一篇学医方法的文字,云"先将我寄来抄本《传心录》一册,共计八十八章……"结合民国《青浦县续志·艺文志》记载"《传心集》蒋元烺著",以及钱正修手抄本《传心集》内容,《医学传心录》的原作名称应为《传心集》。钱乐天本作者不详,因封面题为"上海刘一仁",因此多个版本认为作者不详或是刘一仁所著。通过对钱正修本及钱乐天本比较发现,两个版本主体内容基本一致,仅前面部分内容存在差异。据此认为钱乐天本与钱正修抄本为同一著作的不同抄本,作者为蒋元烺。封面题字"上海刘一仁",可能为名为"刘一仁"的抄者。钱乐天本称其"抄于清道光间",笔者存疑。如前所述,蒋元烺道光年间可能尚未出生或处于儿童时期,医学成熟于"同光之际",道光年间不可能成书,遑论抄于道光年间。

四、《传心集》内容概要

钱乐天本包含"用药传心赋""治病主药诀""引经药""诊脉传心诀""诊脉总要""脉诊六法""三部总看""发言须当理""病因赋",其中"病因赋"又包含74章内容,是全书的核心。钱正修抄本则分上下两卷,上卷17篇,下卷57篇,卷末附有"五运六气图说"和"三径草庐誊稿"。上下卷内容除第一篇"伤寒赋"、第二篇"伤寒坏证铭"外,大部分为钱乐天本"病因赋"内容,但两个版本"病因赋"部分略有差异:钱正修抄本较钱乐天本缺漏"百病皆生于六气""诸症莫逃乎四因""痰涎血属于脾脏""咯唾血属于肾经"4篇;钱乐天本较钱正修抄本缺漏"脚气者湿气多而风淫""六气者风寒湿燥热火""四因者气血痰食云云"。

五、《传心集》的学术影响

自蒋元烺后,蒋氏一门多从医业。据《华新镇志》记载,蒋元烺之子蒋更宅继承父志,从其医业,谭林伯、陈启人为其学生,钱正修手抄本《传心集》即为谭林伯校辑。蒋氏世医第三代蒋镜清、蒋达泉亦从医业。据《青浦卫生志》介绍,第四代蒋梅春(1903—1980),师从父亲蒋镜清学内、儿科,学成后悬壶于上海市嘉定区黄渡镇,医务精良,业务极盛,嘉定多位中医师为其学生,传其医术,如嘉定区中医医院原院长杨炳奎。第四代蒋明华(1904—1939),擅长幼科,纪王镇(今属上海市闵行区华漕镇)金文彬等多名医师从其学。第五代蒋卫邦、第六代蒋震霖均在上海市青浦区华新镇卫生院从事中医工作。

蒋氏世医第三代蒋镜清、第四代蒋明华均擅长儿科,蒋明华传人金文彬亦从事幼科。嘉定区陈氏儿科创始人陈叔达18岁起师从金文彬学医,1942年回嘉定行医,适逢疫病流行,治愈患儿无数,声名鹊起,擅长治疗肺系、脾胃系疾病。陈叔达曾任城厢区第一联合诊所(嘉定区中医医院前身)所长,著有《中医儿科传心录》(再版更名为《陈氏儿科心传》)一书。陈叔达学生众多,嘉定区中医医院钱正修、陶红医生现仍从事中医儿科诊疗工作,在嘉定及周边地区医名卓著,一号难求。

校注者

2022 年 3 月

一、本书以 1956 年《传心集》手抄本为底本，2014年学苑出版社出版的《医学传心录》为参校本。两者内容略有差异，前言中已说明，《医学传心录》中有而《传心集》中缺失者，予以出注说明。

二、原书目录与正文相校有差异者，以正文为准，修改目录，不再出注。

三、原书为繁体竖版，根据出版要求，对原书进行重新句读，并改为规范简体字横排。

四、综合运用本校、他校与理校三法进行整理。对原文的衍、脱、误、倒，予以出注说明。

五、对原书中的异体字、俗体字，按照从俗、从简、书写方便和音义明确的原则，予以径改，不出校。

六、对原书中个别冷僻字词等加以必要注音和解释。

七、为保持书稿原貌，书中引文虽与原著文字歧异，但文理通顺，不悖原旨，或虽有违原趣，而是作者有意改动者，均不作订正。

校注说明

仆壮年受先生知，乃执贽门下列弟子班，忝诸生长，备蒙青眼①，循循善诱，期望独殷。先生著有《传心集》一书，盖本平日治疗之经验，参以学问所得，推阐发明。故所论列皆非泛常，迥与他人徒凭理想抄袭陈言者不同，立言简而括，遗意约而赅，所用方药编为歌诀，用以教授学者，故名曰传心。初非矜为著述也，学者苟循，是以求升堂入室不难矣。仆资质谫陋②，虽授而读之，未能精研有得，绍先生心法之传用，是深疚耳。先生本儒而医者，书史而外，酷好吟咏。行道之暇，辄与二三知己饮酒赋诗，以言情见志，妙句清词，每多道人所未道。惟篇稿散佚，存者寥寥，医名所掩，人多不知其能诗耳。兹先生哲嗣更宅世第，谋梓《传心集》，拟附诗稿于后，仆感知己爰赘数言，虽管窥之见，不足表扬于万一，聊志钦仰云尔。

中华民国八年岁次己未六月

受业胡佑模谨志

---

① 青眼：指对人喜爱或器重。
② 谫陋：浅薄。

蒋公朗山父执也，好学工吟，不得志而隐于医，先父铁塘公少年与之诗酒唱和，人有能言之者。粤匪之乱，先祖殉焉，厥后先父糊口在外，离乡日久，相见稀矣。先父壮年后，亦习于医，有志著述，未行于世。椿生也晚，当时原委不可得而知，至于其间朋友讲习之语，更不可得而闻。今姑以闻于人者，言之前清同光之际，朗山公大济蒸民，刀圭所施，活人无算，声誉卓著，有名于时。金以为东垣、丹溪复生也，治证数十年，积劳成病以殁。今更宅先生善继其志，堂构①相承，遗风未堕。于以知朗山公之德泽远矣。椿少孤，先父之殁也，家无余储，一贫如洗，东奔西走，寄人庑②下，糊口为生，迄今十有七年矣。岁乙卯来就馆于黄渡盛氏家。地虽咫尺，未尝一晤也。今年暮春，得从其及门游，为所邀入，一见如故，各述家世，同感慨焉。更若先生年已四十七矣，自是屡得接见，订为忘年交。因请朗山公之遗著，得读其诗数首，一日又以《传心集》见示。因有是书，当时曾有多人劝付剞劂，无如前辈过于谦让，以为不足传世，未之许也。逮后原稿遗失，辗转传抄，以致字句脱误，不可卒

---

① 堂构：喻指父祖遗业。
② 庑：堂下周围的廊屋。此处指代家中。

读，非君莫能校也。椿自揣谫陋，辞之再三，不获已因，取其书句读之，其文义不顺、字画错误之处点窜厘订，不遗余力。至于原书之言，不敢轻为删动，以得罪于作者。然亦未为善本也，校毕归之先生，末附五运六气之说，犹朗山公之素志也。是书简括精当，不为大言高论，病家可视为曙光，医家当宝为枕秘，乃不以自私而以公诸同好，足以见先生显亲利世之心，令人望而生羡矣。窃愿附其名以垂不朽焉，是为序。

中华民国五年岁次柔兆执徐氏夏六月中沉世晚

谭同椿拜撰

凡例

一是书原稿遗失已久，诸家抄本妄以私意窜改，互有异同，莫衷一是。今征集各本弃短取长，庶见庐山真面。

一抄胥不慎，以误传误，以致文气不顺，方药误脱者，不可枚举。今直据理改之，其有疑者阙之。改之所以还其真也，阙之所以示其慎也。

一是书经校六七次，重抄二三次，始克告竣，其目录方诀皆重行编定，计补入方诀十八，分之七阙，疑者则下注小字以别之。

一朗山公遗著散佚殆尽，兹将其诗稿若干首附录于后，亦吉光之片羽也。

一五运六气，张飞畴曾著说辟之，然不知其常，安知其变。是亦格物穷理之学，乌可不讲也。爰采辑于后，以备观览，特愧才识谫陋，无所发明耳。

校者识

上卷 …………………………………………… 1

伤寒赋 …………………………………… 3

　　附方歌诀 …………………………… 7

伤寒坏证铭 ……………………………… 9

伤寒热证六经定须熟认 ………………… 11

　　备用汤名 …………………………… 13

瘟疫感冒四气务要先明 ………………… 14

　　附余方 ……………………………… 14

内伤脾胃者辨有余与不足 ……………… 15

外感热病者知夏热与春温 ……………… 15

卒中风本有四因证分三种 ……………… 16

破伤风原有三种治别三经 ……………… 17

中暑有动静之异 ………………………… 18

受湿有内外之分 ………………………… 19

火有七说 ………………………………… 20

气有九论 ………………………………… 21

痰有十因 ………………………………… 22

郁有六名 ………………………………… 23

疟犯暑风更兼痰食 ……………………… 24

痢因湿热及受积停 ……………………… 25

　　脱肛附 ················· 27

　痔漏肠风湿热所致 ················· 27

下卷 ························· 29

　发斑瘾疹风邪所乘 ················· 31

　　附方歌诀 ················· 32

　呕吐者胃气逆而不下 ················· 33

　泄泻者脾气伤而不平 ················· 34

　霍乱脾寒伤食所致 ················· 35

　痞满脾倦积湿而成 ················· 36

　呃逆者胃气之不顺 ················· 37

　咳嗽者肺气之不宁 ················· 37

　嗳气皆由痰火 ················· 38

　咽酸尽为食凝 ················· 38

　　附嘈杂 ················· 39

　中满臌胀者脾虚不运 ················· 39

　　附水肿 ················· 40

　噎膈反胃者气实相并 ················· 40

　喘急有虚有实 ················· 41

　痉痓有阳有阴 ················· 42

　五积六聚总是气凝其痰血 ················· 42

　五劳六极皆缘火炽乎天真 ················· 43

　吐血出于胃府 ················· 44

　衄血本乎肺金 ················· 44

　　附痰涎血 ················· 44

　　附咯血 ················· 45

　牙宣乃阳明之热极 ················· 45

舌衄者少阴之火升 ········· 45

腹中狭窄而痰火各别 ······· 46

胃中烦热而虚实异形 ······· 46

惊悸痰迷恐惧所致 ········· 46

　　附怔忡 ············· 46

健忘血少忧郁而兴 ········· 47

颠狂者分心肝之热极 ······· 47

痫症者寻痰火之重轻 ······· 47

便浊者有赤浊白浊之辨 ····· 48

汗出者有自汗盗汗之称 ····· 48

九种心疼痛在胃脘 ········· 48

七般疝气病在肝筋 ········· 50

胁痛有两边之辨别 ········· 50

头风有左右之分清 ········· 51

腰痛者肾虚而成气滞 ······· 51

腹痛者寒气或系食生 ······· 52

痿症非不足即因湿热 ······· 52

痹证因寒湿复被风侵 ······· 53

四种遗精心肾不能既济 ····· 54

五般黄疸湿热同是熏蒸 ····· 54

眩晕者无痰不作 ··········· 55

消渴者无火不臻 ··········· 55

不寐者痰火旺而血少 ······· 56

脚气者湿气多而风淫 ······· 56

大便秘乃血液燥结 ········· 56

小便秘乃气滞不行 ········· 57

耳聋缘肾虚之故 ··········· 57

目疾皆肝火之因 ……………………………… 58

鼻塞者肺气之不利 …………………………… 58

口疮者脾火之见征 …………………………… 59

女人经水不调皆因气道 ……………………… 59

寡妇心烦潮热多自郁萌 ……………………… 60

带下沙淋由于湿热 …………………………… 60

血崩漏下为伤冲任 …………………………… 60

胎孕不安治有二理 …………………………… 61

产后发热源有七门 …………………………… 62

六气者风寒湿燥热火 ………………………… 63

四因者气血痰食云云 ………………………… 63

　　附痈疽 ……………………………………… 64

卷末 ……………………………………………… 65

　五运六气图说 ………………………………… 67

　　脏腑纳甲歌 ………………………………… 67

　　营气应时歌 ………………………………… 68

　　运气总论 …………………………………… 68

　　五运太过不及歌 …………………………… 69

　　司天在泉歌 ………………………………… 69

　　六气主时歌 ………………………………… 70

　三径草庐誊稿 ………………………………… 79

　　春初感怀 …………………………………… 79

　　申江寓楼送夏贯甫 ………………………… 79

　　二月望至圆通禅院看梅二首 ……………… 80

　　思报口占 …………………………………… 80

　　赠朱若愚 …………………………………… 80

己未冬暮访友作 …………………… 80

闺情暗藏 …………………… 81

赠廖子仁卡员 …………………… 81

自叹 …………………… 81

归舟漫兴 …………………… 81

冬日晓行次野步原韵 …………………… 81

秋江感兴 …………………… 82

登舟晚眺 …………………… 82

村居 …………………… 82

秋夜 …………………… 82

营后马路积水感兴 …………………… 82

纸鸢 …………………… 83

咏雪次韵 …………………… 83

赠骑尉赵竹均玉德 …………………… 83

春日苦雨 …………………… 83

秋日苦雨 …………………… 84

先立夏三日 …………………… 84

跋 …………………… 85

上　卷

传心集卷上

青浦蒋元烺朗山著

男

垲更宅纂孙鉴泉达泉锦泉镜清参订
世晚嘉定谭同椿林伯校辑
世姪陈昌鼎沁梅参校并录

伤　寒　赋

伤寒为病，反复变迁，经先哲详究其奥旨，为后学证治之良诠。太阳则头疼身热脊强足太阳之脉，从头项连风府，行于腰背，故头项痛，腰脊强。阳明则目痛鼻干不眠足阳明之脉，从目络鼻，故目痛鼻干不得眠。少阳耳聋胁痛寒热，呕而口为之苦足少阳之脉，循胁络于耳，故耳聋胁痛。太阴腹满自利，尺寸沉而津不到咽足太阴之脉，布于脾胃，络于嗌喉，故腹满自利而咽干。少阴舌干口燥足少阴之脉，络于肺系舌本，故口舌燥。厥阴烦满囊索足厥阴之脉，循阴器络于肝，故烦满而中缩。一二日可发表而散因邪在表，三四日宜和解而痊小柴胡汤，五六日便实方可议下，七八日不解，又复再传病至六日，传经已尽，日传二经病名两感，经传六日，应无一全常病日传一经，六日传尽当瘥，两感伤寒，一日传太阳、少阴，膀胱与肾俱病；二日传阳明、太阴，胃与脾俱病；三日传少阳、厥阴，胆与肝俱病，三日传变至六日，而再传不可救矣。

太阳无汗，麻黄汤为主。太阳有汗，桂枝汤可先。小柴胡汤为少阳之要领，大柴胡汤行阳明之秘坚。至三阴则难拘定法，或可温而或可下。太阴自利不渴，脏寒，四逆汤、理中汤。太阴腹痛甚者，桂枝加大黄汤。少阴小便色白，甘草干姜汤。少阴口燥咽干，大承气汤。厥阴之利不止，四逆汤。厥阴尺寸沉短，囊必缩，毒气入脏也。承气汤下之，故不可拘于定法也。宜数变以曲全生，意或可方而或可圆，且如阳证下之早者，乃为结胸。心下坚满，按之石硬。阴证下之早者，因成痞气。胸满而不硬痛。发狂为血蓄于内，又大便之极实。阳毒热极，大便秘而狂者，有血蓄下焦，瘀积而狂者。发黄乃热积于中，兼小便之不利。黄乃宿食，谷与湿气相搏而生热，又水道不通，故发黄。微喘缘表之未解。微喘而脉浮者，此太阳表症未罢，再用麻黄、桂枝之类解之。喘满而不恶寒者,当下而痊。喘满不恶寒,此表症已罢,当用大小承气汤下之。**微烦为阳之相胜。**脉浮身热微烦,属太阳症,此阳胜于①,大青龙汤宜用。**烦极而反发厥者,乃阴所致。**阴胜于阳则发厥,脉沉而烦燥②不已者,死症也。**狐惑盖缘失汗,虫食脏及食肛。**其人素有虫,始因失汗,汗气熏蒸,致虫食其脏与肛门。治以雄黄、桃仁杀虫之剂。**蛔厥却缘多饥,虫攻咽及攻胃。**因病过饥,虫逆而上蚀,治以乌梅丸。**渴乃烦,多斑为热炽。**阳毒热极。

　　阳明内实则为寒热往来,太阳中风,因作刚柔二痉。太阳中风,又感寒湿,无汗为刚痉,有汗为柔痉。发则强急,口紧如瘤,通用小续命汤。**衄血虽为欲解,动阴血,发少阴汗。为厥竭之忧,**下厥则上竭及死症也。**厥利虽若寻常,反能食,有除中之忌。**厥而利,当不能食,反能食者为除中。**厥有二端,治非一理,阴厥脉沉而细,初缘利过。**未厥前下利不渴,后发厥者,阴厥也。**阳厥脉滑而沉,始因便秘。**厥前便秘,烦渴后发厥者,阳厥。**治阳则芒硝、大黄,**大承气汤。**治阴则附子、姜、桂。**四逆、理中。**死生系反掌之间,脉药可折肱而治。因知风温汗不休,当用木防己。**发汗后身犹灼热者名风温,身重汗出者,木防己汤。**胸痞利不止,宜服禹余粮。**痞而利不止,当治下焦,赤石脂禹余粮汤。**并病归于一经,邪不传矣兮,表解疾愈。**并病者,始为二阳合病,后并于一经。若并太阳,仍用微汗;并于阳明,仍用微下;若并少阳,小柴胡汤。**战汗分为四证。阳胜阴兮,热退身凉,呃逆者,羌活、附子。**脉微细,呃逆者,胃寒,羌活、附子汤。**腹痛者,桂枝、大黄。**关脉实,腹满,按之痛,桂枝加大黄汤。**微虚相搏则为短气。**短气,气不接续也。风温不欲去衣者,甘草附子汤。太阳下之,心下硬痛,陷胸汤。水停心下,五苓散。**劳食再复,乃成内伤。**新瘥劳力,伤食复热者,枳壳苏子汤、半夏门冬汤。**阳明背恶寒而唇口焦,缘知白虎为主。**背恶寒,口燥渴,人参白虎汤。

---

① "于"字后疑脱"阴"。
② 燥:当作"躁"。

少阴身体痛而肌肉惕，乃闻真武至强。少阴有汗，筋骨惕，身体痛者，真武汤。将欲发黄，先出头汗，头汗出，际颈而还，发黄证也，用茵陈汤、五苓散。始因火迫，终至亡阳。用火取汗，以致亡阳，烦躁惊狂者，柴胡龙骨牡蛎汤。渴欲饮水，水入即吐者，五苓散。名水逆。燥欲漱水，水入不下者，犀角汤。阳明身热，头疼漱水不欲咽，此瘀血，必发狂，并用犀角地黄汤。况乃大青龙兼理风寒。风寒两伤。小承气惟蠲潮热，汗后潮热腹满，不恶寒而渴者，小承气汤。不得眠而烦躁甚，鸡子入于黄连。少阴病二三日，心烦不得眠，黄连鸡子汤。但有热而呕哕频，姜汁加于竹叶。症热而呕者，竹叶石膏汤加生姜汁。一七瓜蒂散，吐伤寒中脘痰涎。三物桃花汤，理少阴下利脓血。湿毒下利脓血，桃花汤。厚朴、半夏，治腹胀偏宜。太阳病发汗后腹胀者，厚朴半夏人参甘草汤。葱白、麻黄理头疼至捷。头痛如破，莲须、葱白头汤；太阳头痛，麻黄汤。调温毒可用黑膏。发斑呕逆，心烦脉洪数者，黑膏汤。散赤斑当用紫雪。阳毒发斑者，当用紫雪丹。吐血者，须煎柏皮、连、芩。热毒深入吐血者，柏皮汤，方用黄柏、黄连、黄芩。咽痛者通用猪肤、甘桔。少阴病当咽痛，治用猪肤汤、甘桔汤。三物白，虽云颇峻散，结胸寒实中焦。寒实结胸，三物小陷胸汤为散治之。十枣汤，固非泛常治痞满，痛连两胁，表症罢，心下痞，干呕，渴而短气，胁下痛。此邪热在内而有伏饮，十枣汤。加以大热，错语呻吟干呕者，黄连解毒。伤寒已得汗解，因饮酒复剧而烦闷错误①，呻吟不得卧，黄连解毒汤。脉迟热多寒少血弱者，黄芪建中。热多寒少，尺脉迟者，血少也，黄芪建中汤。汗之过多，动悸而惕，汗为心液，汗多则心空而动惕，宜服桂枝甘草汤和之。下之先时，懊憹在胸，未表先下，引入胃中，故懊憹。又以栀豉汤微吐之，逐其邪，此高者越之之法。旋覆代赭，理心痞而噫不息。或汗吐下后心下痞，噫气不除，旋覆代赭汤。桂麻各半，疗身痒而汗不通。桂麻各半汤，理太阳面有热色，未欲解也。

① 误：当作"语"。

以不能少汗,其身必痒。**劳复身热,汤名瘕鼠粪。**劳复身热及男子阴易,瘕鼠粪汤。**肠垢脐热,药用白头翁。**挟热而利脐下,必热,白头翁汤。

疫疬者,春夏秋冬各有法用,须十全九证。疫病者,四时不正之气,各有治法,通用败毒散。**百合者,行住坐卧皆不定号,为百脉一宗。**百脉一宗,悉致其病,欲食不能食,欲行坐不能行坐,药入口而即吐,如有鬼神者,百合知母汤、百合地黄汤、百合滑石代赭汤。**常多睡,身犹灼热,风温可用葳蕤。**汗后身灼热,自汗喘息,哩哩欲眠①,四肢不收者,葳蕤汤。**不得眠,心蕴虚烦,敛汗,必须酸枣。**汗吐下后,昼夜不得眠者,枣仁汤。**手足挛搐,当求牛蒡根。**汗出时盖覆不周,致腰背牵急,手足搐搦,牛蒡根汤。**咳嗽生痰,宜用金沸草,**金沸草散。**不可汗,本有数种动气与风温,脉虚。**衄血脉迟,风温湿毒动气,在脐之左右上下,皆不可汗。**不可下,自非一端,动气与阳浮在表。**表症未罢,呕吐脉虚,动气左右上下,皆不可下。**温证不可汗伤。**中湿、风温、湿温皆不可汗。**霍乱多缘热恼。**霍乱与中暑相类,多因天暑地沸,阴阳挥霍撩乱而成,宜先行暑药,分其清浊。不渴者,方可温之。**温病多发春夏,须要柴葛以解肌。**风温、湿温多发于春夏,升麻葛根汤、小柴胡汤主之。**奔豚胁迸寒邪,多用桂苓,为可保。**奔豚从小腹上冲于心,桂枝加桂汤。**盖闻乍寒乍热,号似疟,不呕,清便,必自愈。**病后寒热,日一发或间日发,往来如疟,不呕,清便必自愈。**脐痛引阴名脏结,下利,白苔,不可医。**状如结胸,时时下利,舌上白苔,脐痛引阴筋者,名脏结,死不治。**口燥咽干,虽少阴,下不可缓。**少阴病得之二三日,口燥咽干者,急下之,宜大承气汤。盖少阴属肾,邪热消灼,肾水,故急下之。**肉𥆧筋惕,发动气,汗以致羸,**动气者不可发汗,发汗则筋惕肉𥆧。

阳明与少阳合病,脉弦者,名曰负。脉长者顺,弦者为负,负者死。少阳之弦,木克土之义。**伤寒与热病将痓,食多者,号曰遗。**便不

---

① 哩哩欲眠:疑为嘿嘿欲眠。

禁也。自汗有风湿温，湿温若亡阳，则术附汤可用。身痛有表症，里症若阴毒，则四逆汤尤迟。头痛发热，身有拘急痛，此太阳表症，可汗而愈。若身如被杖，厥逆不利，此阴毒也，用四逆汤恐尤迟。脾约者，大便难而小便数，治用大黄、枳壳。脾约丸。挟热者，小便涩而大便利，须用黄连、当归。发热小便涩，大便利者，此为挟热下利，用赤石脂丸，黄连、当归、干姜、赤芍。呕吐有寒有热，寒则当温，热固当解。寒多而吐者，理中汤、小橘皮汤。热多而吐者，竹叶姜汁猪苓汤。谵语有实有虚。实则可下，虚不可为。胃实谵语，大承气汤下之。《经》云直视喘满，谵语者死。此正气脱绝，言语妄诞，不可治。阳毒则狂言烦乱，以大青、升麻可回困笃。阳毒用青黛四物汤、升麻汤。阴毒则唇青厥逆，用正阳甘草或拯颠危。正阳散、甘草汤。发厥时胸烦尤甚，此脏气厥而精神散。发厥肤冷而躁，无时暂安，名曰脏厥，不治。大汗后身热愈加，此阴阳交而魂魄离，汗后不为汗衰，多阴阳交，不治。若夫生死之关，阴阳为主，阳脉见于阴经，其生也可知。阴病见阳脉者生。阴脉见于阳经其死也可许。阳病见阴脉者死。土衰木旺则为贼，能无克制之灾。即少阳阳明合病，脉不长而弦，为肝脉，木来克土曰负，为鬼贼之脉。水升火降则为和，会见欢欣之举。如病将痊，心火下降则手足温而外无热，肾水上升则津液生而精神回，此生意也。缘伤寒传变之不常，非杂病径直而可取，是用潜笃心神，洞窥脏腑，推恻隐之端，以济乎今，拯疲癃之疾，以遵乎古，庶几可登仲景之堂，不负乎谆谆谆谆之语。

【附方歌诀】

乌梅丸细辛，干姜黄连并，当归川椒附子，黄柏桂枝人参。

小续命防风，桂枝麻黄人参白芍川芎，黄芩杏仁甘草防己附子，姜枣入其中。

木防己石膏，人参桂枝条，虚愈实复发，去膏加茯苓芒硝。

麦门冬汤方,半夏桔梗甘草桑_{白皮},生地_竹笳^①并紫苑^②,五味麻黄姜。

白虎石膏知_母,甘草粳米煮,加_人参救虚渴,加_苍术热自去。

犀角地黄汤,连翘生甘草,将犀磨汁和,烦热如电扫。

黄连鸡子汤,阿胶_黄芩芍_{药藏},煎滤后入胶,生调鸡子黄。

柴胡龙_骨牡蛎汤,人参黄芩桂_枝铅丹,半夏_茯苓姜枣,将军宜后安。

紫雪_丹磁石金_箔,石膏寒水石,滑石共捣碎,煮水入下药:沉香丁香青木香,玄参羚_{羊角}犀角,升麻甘草同,去渣加硝_石朴硝,欲凝入朱砂麝_香,毒火堪降伏。

甘桔甘_草倍桔_梗,咽痛因肾热,络燥液枯者,猪肤熬粉蜜。

黑膏:生地黄,豆豉猪肤合,露之煎去渣,雄_黄麝_香随加入。

旋覆代赭_石汤,人参炙甘草,半夏三味同,煎服加姜枣。

葳蕤汤麻黄,石膏_白薇杏_仁羌_活,川芎国老草,干姜青木香。

金沸草散方:荆芥前_{胡白}芍麻黄,半夏及甘草,煎引用生姜。

脾约丸将军,枳实_厚朴麻仁,杏仁并白芍,蜜丸温水吞。

青黛_{一作大青}四物汤,甘草并淡豆豉,水煎溶阿胶,阳毒赤斑治。

正阳附_子一钱,甘草_干姜居半,皂_荚麝_香各一分,为末水煎灌。

升麻汤苍术,麦冬麻黄入,大青并石膏,黄芩淡竹叶。

羌活附子汤,干姜茴木香。

---

① 笳:当作"茹",后同。
② 苑:当作"菀",后同。

甘草附子汤,白术桂枝将。

甘草干姜汤,甘草倍干姜。

赤石禹余粮汤,痞而下利方。

鼹鼠粪汤韭根,男女易阴阳。

牛蒡根汤方,牛膝南星麻黄。

黄连解毒汤,黄芩黄柏栀子藏。

三物白散桔梗,贝母巴豆去霜。

桃花汤赤石,粳米共干姜。

三化汤如何,小承气加羌活。

真武汤茯苓,白芍白术附子生姜。

白头翁汤秦皮,黄连共黄柏。

十枣汤芫花,甘遂共大戟。

桂枝甘草汤,桂三甘草一。

葛根葱白汤,芍药知母川芎从。

酸枣仁汤甘草,知母茯苓芎。

竹叶石膏生用汤,甘草人参粳米半夏麦冬。

连须葱白汤,葱白生姜同。

桂枝麻黄杏仁甘草石膏,姜枣大青龙,杏膏换细辛白芍,半夏五味小青龙。

小橘皮汤方,人参白术调胃府,厚朴与生姜,祛寒止呕吐。

伤 寒 坏 证 铭

黄芪建中汤,止汗是奇方。桂枝、甘草、芍药、姜、枣及饴糖。去芪名小建中,去芪加当归,名当归建中。

半夏茯苓汤,即小半夏汤。生姜煎汁良,水停心下证,一服便应康。

半夏生姜汤,半一倍生姜,呕吐兼咳嗽,服之立时康。

半夏泻心汤,下早痞胸膛,黄芩黄连人参国老,干姜加枣尝。

附子泻心汤,芩连甘草半夏将,干姜人参大枣,肠鸣痞满尝。

小陷胸黄连,瓜蒌半夏煎,结胃摸扪痛,除热去痰涎。

大陷胸甘遂,硝黄俱下坠,大结痛难禁,服之立时退。

黄连解毒汤,栀子黄芩黄柏同方,退黄除热毒,便血厥阳狂。

发斑烦躁渴,茵陈汤主良,大黄栀子共,通利可安康。

桃仁承气汤,畜血证如狂,肉桂同甘草,芒硝并大黄。

栀子豆豉汤,枳壳三味丸,能医劳复热,并疗吐虚烦。

枳壳大黄汤,栀子豆豉良,可治食复热,一剂便安康。

温胆汤二陈汤,枳实竹茹增,病后不能眠,惊悸呕涎宁①。

---

① 《医学传心录》此后有两段,《传心录》缺失:"百病皆生于六气。六气者,风、热、湿、火、燥、寒也。《原病式》云:诸暴强直、支痛、緛戾、里急、筋缩,皆属于风。足厥阴风木,乃肝胆之气也。诸病喘、呕、吐酸、暴注、下迫、转筋、小便混浊、腹胀大鼓之如鼓、痈疽疡疹、瘤气、结核、吐下霍乱、瞀郁、肿胀、鼻窒、衄衊、血溢、血泄、淋秘、身热恶寒、战栗、惊惑、悲笑谵妄、衄蔑血污,皆属于热。少阴君火,乃真心小肠之气也。诸痓强直、积饮、痞隔中满、霍乱吐下,体重胕肿肉如泥,按之不起,皆属于湿。足太阴湿土,乃脾胃之气也。诸热瞀瘛、暴瘖、冒昧、躁扰、狂越、骂詈惊骇、胕肿疼酸、气逆冲上、禁慄如丧神守、嚏、呕、疮疡、喉痹、耳鸣及聋、呕涌溢食不下、目昧不明、暴注、胸瘛、暴病骤死,皆属于火。手少阳相火之热,乃心包络三焦之气也。诸涩枯涸、干劲皴揭,皆属于燥。手阳明燥金,乃肺与大肠之气也。诸病上下所出,水液澄彻清冷癥瘕、癫疝、坚痞、腹满急痛、下利清白、食已不饥、吐利腥秽、屈伸不便、厥逆禁固,皆属于寒,足太阳寒水,乃肾与膀胱之气也。一仁刘氏曰:风有风寒、风热。风寒者,发散祛风,则风自解。风热者,疏散热郁,则风自平。热有虚热、实热、热郁。虚热者补之,实热者泄之,郁热者散之。湿有寒湿、风湿、湿热、湿气。寒湿者热药燥之,风湿者风药胜之,湿热者寒药清利之,湿气者气药通畅之。寒有内寒、外寒、虚寒。内寒者温中为急,外寒者发表为先,虚寒者壮阳兼固本。燥有热燥、寒燥、风燥。热燥者清热,寒燥者温经,风燥者祛风,亦必以养血润燥之药为君。""诸症莫逃乎四因。四因者,气、血、痰、食也。丹溪治病:用四君汤以治气,四物汤以治血,二陈汤以治痰,平胃散以治食,多用此四方为主,更参以郁法治之,故药不繁,而多中于病。"

伤寒热证六经定须熟认

夫子曰：霜降已后春分前，伤寒正病六经传，传过六经当自愈，请看《素问》不虚言。若然两感伤寒证，一日两经表里病，水浆不入不知人，六日之间当殒命。是故伤寒不服药，待过七日无差错，七日之中差一剂，变为坏症即耽搁。先师立法玄又玄，谁人识得颠倒颠。阳盛格阴须细察，阴盛格阳宜再参。表里阴阳明的确，汗温吐卜用无偏。如斯曲尽伤寒理，可达长沙一脉源。

太阳经症①：太阳经证恶寒先，身热头疼脊痛连，有汗伤风脉浮缓，无汗伤寒脉紧弦。无汗麻黄汤可进，汗多宜以桂枝煎，时药香苏加减用，对症中病即时痊，初病原来是太阳，即宜发表便安康，若还误用阳明药，引入肌中热不凉。

阳明经症：阳明表证热如常，不恶寒兮减去裳，目痛鼻干眠不得，脉浮洪滑是其乡。口渴身疼微取汗，升麻葛根是为良，太阳传证到阳明，汗下亡津病不轻。若把小柴胡汤服，寒邪传入少阳经。

少阳经症：少阳寒热往来更，口燥咽干胸胁疼，干呕脉弦兼重听，小柴胡解即安宁。阳明传入少阳经，一剂柴胡热便清，若用升麻重发汗，变为畜血反蒸蒸。少阳经证未入阴，若用将军下即虚，痞气结胸从此变，君家临证要踌躇。

太阴经症：太阴经症当恶热，脉沉有力来无歇，舌胎气急烦躁增，白虎投之休胆怯，太阴恶热烦躁并，口干舌腻心下闷，

---

① 太阳经症：《医学传心录》作"太阳经证用药诀"，此后阳明经症、少阳经症、太阴经症、少阴经症、厥阴经症、直中三阴真寒证《医学传心录》均多"用药诀"三字。

二便自利病居中,黄连泻心汤最应。太阴恶热口多渴,烦躁腹满大便数,黄芩赤芍杏霜①须,更加国老和中药,太阴经症身发热,更兼腹痛将危绝,后部连朝结不通,桂枝大黄汤最捷,太阴经证表尚热,内有烦躁便且结,腹中满闷舌加苔,大柴胡能登时熄。

少阴经症:少阴经证脉细微,发热烦躁手足扬,口渴舌胎腹满硬,大小便闭语言狂。若见口燥心疼证,此皆邪热胃中藏,法用苦寒攻下剂,急投三一承气汤。即大小调胃承气汤。

厥阴经症:厥阴经证身厥冷,烦躁去衣腹满硬,舌卷囊缩气上冲,发狂谵语将临命,寄语道中弗要忙,要知生死脉中详。生脉来时沉有力,大承急下病安康。死脉来时微且乱,若然投剂即乖张。夫子述曰:三阴厥逆之证,实非真寒,乃假寒也。外虽厥冷,内有实热。《经》云亢则害,承乃制。热极反兼寒化,阳盛格阴,热深厥亦深也。表虽厥冷,非比太阳恶寒之证,如初病太阳次第传至三阴,必先扬手掷足,揭去衣被,狂乱不宁,口渴,大小便闭,复至沉静。医家至此不可不察,其病若认直中三阴,误投热药,杀人不远矣。

直中三阴真寒证:元气衰微邪易侵,寒威直中入三阴,三阴经证须分治,慎勿模糊不用心。太阴直中身恶寒,更兼发热泻难安,头疼身痛并腹痛,桂枝参术炒干姜。少阴直中脉沉微,四肢厥逆痛如笞,面色悴悴神不足,大小便利四逆宜。少阴直中体恶寒,发热头疼面色苍,身如被杖且无汗,麻黄附子细辛汤。此症分明是太阳,如何便用少阴方,只因脉息沉迟涩,故与温经发表阳。少阴直中恶寒风,身热头疼体痛凶,口不渴兮身有汗,桂枝附子芍药从。此症如何作少阴,脉沉微弱

---

① 杏霜:《医学传心录》作"两相"。

恶寒深，外虽有热非真热，阴盛格阳当记心，直中厥阴身微冷，少腹痛连阴子硬，脉息沉迟弦且微，当归四逆汤须进。

夫子曰：直中三阴寒疾，恶寒身不热，色青不渴，大小便自利，其脉沉迟，人皆可晓。如或反常，实难知矣。若身热面赤，大小便少利，口干渴，医家至此，但当审其脉，势虽大，来意虚豁，力薄不触指，或沉弦滑而微，形状有不足之象，俱为寒证，或服冷药太过，身热不退亦然，此非真热，乃假热也。盖因寒邪太盛，逼出虚火游行于外。《内经》云阴盛格阳。若不用心审察而用苦寒之药，决死无疑。故伤寒脉载阳证见阴脉者死，阴证见阳脉者生。阳者脉大有力而不乱，阴者脉小虚微而至乱也。

【备用汤名】

麻黄汤桂枝，杏仁甘草施，伤寒无汗证，发表不宜迟。

桂枝汤芍药，枣姜甘草着，发散卫间邪，伤风自汗却。

桂枝加桂汤，加桂入原方，如何名各半，桂枝合麻黄。

葛根汤芍药，甘_草麻_黄桂枝着，太阳合阳明，无汗应须酌。

升麻葛根汤，芍药甘草襄，阳明身发热，一服得安康。

小柴胡黄芩，甘草半_夏人参，往来寒热证，和解少阳经。

黄连泻心汤，知_母甘草生地藏，灯心加二十，烦热即清凉。

桂枝大黄汤，芍药甘草攒，太阴腹满痛，便秘用之安。

大柴胡半_夏黄_黄芩，芍药安脾经，将军甘_草枳实，一解即通行。

大承气芒_硝大_黄黄，枳_实厚_朴朴四般襄，痞满燥实证，潮热食阳狂。

小承气朴_枳枳实，胸中痞满释，大黄通便坚，除芒_硝硝虑血贼。

调胃承气甘_草，芒硝大黄燥实坚，为无痞满证，枳朴不须兼。

理中汤人_参白_术，干姜甘草炙，吐泻腹中疼，脉沉寒气结。

桂枝人参甘_草，白术干姜兼，中寒身发热，腹痛泻能痊。

麻黄附_子细辛汤，寒中少阴方，脉沉身发热，怕冷面如苍。

四逆汤附子，干姜甘草制，阴证脉沉微，助起三阳炽。

当归四逆汤，细辛木通合桂枝。

瘟疫感冒四气务要先明

《经》云：春应温而反寒，夏应热而反凉，秋应凉而反热，冬应寒而反温，此天地不正之气也。人感之而起病，无分表里，口渴壮热憎寒，身首俱痛，或不恶风寒，大则流行天下，次则传染一乡一家，长幼之病相似，饥荒之岁多发。此病以人参败毒散表之，小柴胡汤解之，大柴胡汤下之。

人参败毒散，前胡柴胡羌活独活茯苓，桔梗川芎薄荷甘草，枳壳，风热病相应。

【附余方】

九味羌活汤，川芎细辛白芷甘草防风，苍术黄芩生地入，湿热病相当。

芩连败毒散，甘草桔梗射干川芎防风，青蒿柴胡荆芥枳壳，咽痛大头方。

内伤脾胃者辨有余与不足

夫子曰：内伤者，谓劳役过度，饮食失节致伤脾胃之气，气虚则热，东垣制以补中益气汤，其效捷如影响然。有内伤兼外感者，此不足之中而继之以有余也。治以散邪为主，而补气次之，若伤而犯欲者，此乃不足之中又加之以不足也，治宜补中益气。

补中益气汤，人参黄芪甘草白术当归，升麻柴胡陈皮八味，姜枣共煎尝。

余治汤桥一人，身热恶寒，头眩体倦兼疼痛，诊其脉寸上浮，尺脉虚而大，此内伤犯欲也，病者唯唯，遂用十全大补汤而愈。

十全大补汤，八珍汤加枣姜，黄芪并肉桂，虚损是仙方。

饮食致内伤，平胃散加神曲麦芽木香，山查①并草果，一服即宽肠。

解酲汤茯苓，青皮白术陈皮，木香砂仁葛茯神曲，白蔻泽泻猪苓人参。

峻剂药内伤，归芪葛老姜，柴升甘半蔻，红花九味良。

外感热病者知夏热与春温

夫子曰：发热之病，今人谓之四时伤寒。予考冬时伤寒，

---

① 查：当作"楂"，后同。

乃寒邪自外而入,故仲景用麻黄桂枝发散之重剂,春夏发热之病,其由冬时感冒不即发,寒毒藏于肌肤之间,至春发者名温病,至夏发者名热病,其寒邪自内而出,故洁古用防风、羌活解表之轻剂。若夫春夏秋三时感冒,非时暴寒,又宜疏表利气之剂,如香苏散、芎苏散、十神汤、参苏饮之类。

香苏散紫苏,香附宜用多,陈皮与甘草,表里尽平和。

芎苏散二陈汤,枳壳桔梗葛根柴胡钩,川芎柴胡换人参前胡,参苏饮是名。

十神汤葛根,川芎白芷白芍苏叶陈皮,升麻香附木香甘草,感冒四时斟。

辛中风本有四因证分三种

夫子曰:中风之病其因有四,古人主乎风,河间主乎火,东垣主乎气,丹溪主乎湿,各有所见,临证须察其因也。发明论曰:中风证有中腑、中脏、中血脉之分。中腑者,多着四肢,故肢节废,脉浮恶风,拘急不仁,或中身之前后左右者,治以小续命汤,调以通圣散辛凉之剂。中脏者,多滞九窍故。缩失音、耳聋、目瞀、鼻塞、便闭,用三化汤以攻其里。中血脉者,口眼歪斜,外无六经之形证,内无二便之闭结,但手足不遂,语言蹇涩者,不可过汗,恐虚其卫,不可大下,恐损其营,唯当养血顺气,以大秦艽汤、羌活防风汤和之,三者治各不同。

防风通圣散,芒硝大黄麻黄荆芥,山栀白芍白术连翘,川芎当归薄荷桔梗石膏,黄芩甘草滑石,葱姜同煎酌。

大秦艽八味,去参加二羌独活,石膏细辛白芷防风黄芩,祛风能养血。

羌活防风汤，甘_草川芎藁本当_归，细辛榆白芍，在表服之康。

史国公药酒，秦艽枳_壳虎_骨鳖甲有，木香羌活萆薢杜_仲牛膝，苍耳五茄防_风枸_杞。

夫子曰：邪之所凑，其气必虚。其中身之前者，足阳明胃之虚也；中身之后者，足太阳膀胱之虚也。中身之侧者，足少阳胆之虚也。左半身不遂者，血虚也。右半身不遂者，气虚也。左瘫右痪者，气血俱虚也。因其虚则风邪侵袭，痰水流注，治当以疏风利痰之药为君，而以补血养气之药为臣，更以引经之药为使，如是则大风苛毒不能为害，此《素问》之至言妙理，余备录之。

若心绝则口开，肾绝则遗尿，脾绝则手撒，肝绝则眼闭，肺绝则鼾睡。凡中之初，急用细辛、皂角为末入鼻内，通其关窍，次以苏合香丸灌下，第连进生姜自然汁，候其苏醒，先进顺气之剂，然后服中何经络风药，及其久也，即当养血，此为一定之规。

余治一人，年卅余，形体壮盛，勿目下肉眴，延余诊之，六脉浮洪。余曰：目之下眶属足阳明胃经，多气多血，乃风热太盛而有是证。譬如釜底燃薪，锅中涌沸。法曰：火从下泄，风从汗散，遂用防风通圣散，一服而愈_{方见前}。

破伤风原有三种治别三经

破伤风证，或为跌打损伤，风邪乘隙而客之，或因疮伤久不合口，风邪乘间而入之。或用热汤洗净，或用艾火灸之，其汤火之气亦与风邪无异。其证寒热间作，甚则口噤目斜，身体强直，死在旦夕，甚可畏也。脉浮无力，太阳也，汗之而愈。脉长有力，阳明也，下之而愈。脉紧而弦，少阳也，和解而愈。若传变入里，无法治矣。

余治一人，殴伤头额，风邪入之，面肿身热，用杏仁去皮，研细和之，以白面冷水调敷患处，服以九味羌活汤即愈。汤方见前。王氏使女患善痦头挑破，因冒火气，面肿身热，及小便不利。余亦用前法即愈。前谓汤火气与风邪无异，故录之以为后鉴。

中暑有动静之异

夫子曰：夏至后病热为暑。洁古云：动而得之，为中暍；静而得之，为中暑。东垣云：日中劳役而得者为中暍，避暑深堂而得者为中暑。余考中暍之病，因劳役于外，日色曝其皮肤，热气入其鼻窍，致肺金受伤，其证身热头痛，洒然毛耸，微寒口开，齿燥舌胎干黄，烦渴，宜人参白虎汤治之。白虎汤加人参。若中暑之病，安处家庭，行走门巷，忽然郁热熏蒸口鼻，心包络受伤，其证烦渴自汗，面垢，脉虚，或腹痛吐泻，或呕哕躁闷，重则昏不知人，宜四味香薷饮治之。或有夏日摊晒衣服书册，乘热收藏，及后用之，吸其郁热之气，卒然心腹疼痛，霍乱吐泻，亦谓之中暑，用十味香薷饮治之。

香薷饮厚朴，扁豆甘草酌，中暑腹中疼，吐泻阴阳搏。

十味香薷饮，人参黄芪苍术茯神陈皮，木瓜甘草厚朴扁豆，清暑健脾经。

六和汤茯苓，甘草藿香扁豆砂仁人参，半夏白术木瓜杏仁厚朴，霍乱暑伤神。一方有香薷无白术。

生脉散人参，五味并麦门，能清心肺热，补气又生津。

益气炙草人参黄芪，青皮陈皮二术当归，归葛根升麻黄柏神曲泽泻,麦味用兼施。

余治藩使,年有卅,平素取帐,兼之行远劳神。时已初夏,忽头痛身热,昏不知人,语言惊怖,善笑不眠。老医连进小柴胡汤四服,反觉热甚。延余诊之,六脉大而软芤,寸口虚而弦细,此暑气伤心之证也,遂用清暑益气两剂而安。《经》所谓心病好笑是也。

受湿有内外之分

按丹溪曰:六气之中湿之为病十居八九,然有内外伤而得之异者,丹溪言之详矣。今居处卑湿,或早行雾露,或冒雨涉水,或汗衣湿履,俱湿从外感者也。或恣饮酒浆,过食生冷,此湿从内伤者也。又《经》曰:饮食入胃,无非湿也,脾土旺则能运化水谷,上归于肺,下输膀胱,无湿气之可留也,惟脾虚不运者亦成湿矣。

夫子曰:治湿之法,古人惟以利水为主,余谓必当因其证而药之。如湿气兼寒而在皮肤者,必宜用麻黄、桂枝、防己、苍术之类以解其表。譬如六合阴晦,非燥之不清也。如水湿积于肠胃,肚腹肿胀者,宜用大黄、甘遂、大戟、芫花芫花本利水,非酸不能通、牵牛、梹①榔之类以攻其下,譬如水溢出壑,非导之不去也。如寒湿在皮肤筋骨之间,拘挛作痛,或麻痹不仁者,宜用干姜、附子、丁香、肉桂之类以温其经,譬如太阳中天则阴湿自干也。夫湿气在于脏腑之间,微而不甚者,宜用厚朴、半夏、苍术、木香、陈皮、苍术、半夏与陈皮必须汤泡用之之类以健脾燥湿。譬

---

① 梹:当作"槟",后同。

如些微之湿,以灰土掺之,则湿自干也。如湿气在膀胱小肠之间,或肿或泄,小便不利者,治以猪苓、泽泻、滑石、茵陈、木通、葶苈、车前、海金沙之类,譬如水满沟洫,非疏通其窦则不达也。如湿气在于皮肤者,宜用防风、独活、白芷之类风药可以胜湿者,譬如清风荐爽,湿热自消也。

火 有 七 说

丹溪曰:五行各具一性,惟火有二,曰君火、相火。君火者,心火也。相火者,命门火也。此二火出于天造,又有五志之火。若大怒则火起于肝,悲哀动中则火起于肺,醉饱过伤则火起于脾,房劳过度则火起于肾,思虑过多则火起于心,此五火出于人也。夫子曰:火之为病,不但五脏十二经中凡气有余,何莫非火也。诸风掉眩,胁痛目赤,肝火动也,柴胡、黄连主之。诸湿肿胀,口疮口臭,脾火动也,芍药主之。诸痛疮疡,心火动也,黄连主之。诸气膹郁,干咳鼻衄,肺火动也,山栀、枯芩主之。遗精梦泄,肾火动也,知母主之。目黄口苦,坐卧不宁,胆火动也,柴胡主之。癃闭淋沥,赤白带浊,小肠火也,木通主之。牙痛龈宣,颊颐焮肿,胃火动也,石膏主之。舌胎喉痛,便秘不通,大肠火也,条芩主之。小腹作痛,小便不利,膀胱火也,黄柏主之。头眩体倦,手足心热,三焦火也,柴胡、黄芩主之。阳事频举,精浊不止,命门火也,知母、黄柏主之。凡此皆苦寒之味,但能泻有余之火耳。若夫饮食劳倦,内伤元气,为阳虚之病,又当以甘温之剂除之,人参、黄芪之属。若阴微阳强,相火炽盛,来乘阴位,日渐煎熬,则以滋阴之剂济之,当归、地黄之属。若心火亢盛,郁结热内,实为阳强之病,以咸冷之剂主之，大黄、芒硝之属。若肾水受伤，真阴失守，无根之火上炎，为阴虚之病，以壮水之剂制之，生地、玄参之属。若命门火衰，为阳脱之病，以温热之剂济之，附子、干姜之属。若胃虚过食生冷，抑遏阳气于脾土之中，为火郁之病，以升散之剂发之，升麻、葛根之属。

气 有 九 论

气者，一身之主也，内无七情所伤，外无寒暑所犯，则一气周流而百骸舒畅也。如有所干，则气变乱而疾自生焉。《内经》曰：怒则气上，喜则气缓，悲则气消，恐则气下，惊则气乱，劳则气耗，思则气结，寒则气收，热则气泄，九气不同，变端亦异，张子和论之详矣，余不复赘，特以气之虚实论之。夫实者，邪气实也。虚者，正气虚也。气虚为病，或精神短少，或倦怠嗜卧，或少进饮食，或眩晕，或痿躄，或自汗，或泄泻，或遗脱之病生矣。审其证候，察其脉息，果是气虚则参、芪、白术之类必当用也。若夫心痛、胁痛、小肠气痛，此即邪气实也，故作有余治之，因寒者散寒为先，因热者清热为主，因痰者利痰，因食者消食，因血者治血，去其邪气则正气自通而痛自止矣，切不可骤用参、术。丹溪曰：诸痛不可补气，气旺则其痛愈甚。余又见痛病日久，胃气渐衰，病情不减者，此皆为医者不明，认证不的，血病治气，气病治血，痰病治食，食病治痰，病根不去，正气反损。当此之时，又当复以补气之药为主，去邪之药为臣。《内经》曰：壮者气行即愈，怯者着而成病。苟气怯不补气，何由行正，此谓也。又沉气属阳，调气之药必用温散，如丁香、木香、陈皮、香附、豆蔻、砂仁之类。若病日久则气从火化，而温热之剂不可以单投,必以芩、连、栀、柏之类为主而少加热药为之向导。又气者血之先,血者气之配。气既病矣,血安能独利?故亦从而病也。是以治气药中必加理血之品,芎、归、芍药、红花、桃仁亦必摘用。

余治一处女,系感怒气,郁而不散,悲哭几绝,即病心烦潮热,粒米不思,困倦怠惰,四肢无力,言语恍惚,咳嗽虚怯,六脉浮弦而涩。诸医视为花劳,惟进人参等剂,反觉咳嗽盛而面如炽炭。其戚举余,余诊得脉涩经闭,此怒伤肝,邪气郁而生热也。进逍遥散四服,以解其郁怒之气,则热平嗽止,饮食渐进,更用补中益气汤而愈。此乃治标解郁,故用逍遥散,治本补气,则用益气汤。见前内伤门。《经》云壮者气行则愈,怯者着而成病,苟气怯不补气,何由行而疾愈耶。

逍遥散归芍,柴胡黄芩白术煨姜薄荷,再加炙甘草,散郁除蒸药。

痰有十因

痰者,津液之所化也。痰不自生,因有故而生。因风而生者,痰吐涎沫,其脉浮弦,治以前胡、旋覆之属。因寒而生者,痰吐清冷,其脉沉迟,治以干姜、官桂之属。因热而生者,痰吐胶黄,其脉洪数,治以芩、连、栀、膏之属。因湿而生者,痰吐碧绿,其脉浮缓,治以苍术、白术之属。因暑而生者,痰吐腥臭,其脉虚微,治以香茹①、厚朴之属。因燥而生者,痰吐如线,或如小珠,或如胶漆,咳之难出,其脉涩数,治以贝母、瓜蒌、花粉

---

① 茹:当作"薷",后同。

之类。因酒积而生者,痰吐呕恶,侵晨发嗽,治以葛花、猪苓之类。因食积而生者,痰吐桃胶蚬肉之状,胸腹闷而不安,治以香附、枳实、神曲、麦芽之类。因脾虚而生者,痰吐不时,倦怠少食,治以白术、陈皮之类。因肾虚而生者,痰吐之时,即如潮涌,嗽发于五更之际,治以天冬、五味之类。然此皆辅佐之药,而君主之剂二陈汤又不可少也。

二陈汤四味,专治痰与气,半夏茯苓甘草,陈皮白可去。

导痰汤二陈_汤,枳实共南星,竹沥并姜汁,诸般痰证宁。

滚痰丸将军,黄芩各半斤,一两青蒙石,五钱浸水沉_香。

郁 有 六 名

丹溪曰:气血冲和,百病不生,一有怫郁,诸病生焉。大抵诸病中多有兼郁者,或郁久而生病,或病久而生郁。故凡治病者,必先以郁法参治焉。治郁总用六郁汤,气郁者胸胁痛,脉沉细加木香、槟榔。血郁者,四肢无力,能食便血,脉形芤结,加红花、桃仁。湿郁者,周身走痛,或关节痛,遇阴寒即发,脉沉细缓,加白术、羌活。热郁者,瞀闷尿血,脉沉而数,加柴、芩。食郁者,嗳酸饱闷,不喜饮食,人迎脉平,气口脉盛,加查肉、砂仁。痰郁者,动则喘满,寸口沉滑,加南星、半夏。治以六郁汤,越鞠丸主之。

六郁香_附苍术神曲,山栀_连翘枳壳陈_皮,川芎_茯苓苏梗_{甘草},郁结总能神。

越鞠丸开郁,香附并苍术,抚芎栀子仁,神曲等分入。春加防风,夏加苦参,秋加新会,冬加吴萸。

疟犯暑风更兼痰食

《内经》曰：夏伤于暑，秋为痎疟。丹溪曰：邪在气分，则一日一发，或一日二三发，发之必早，邪在血分，间日而发，或二三日一发，发之必晏。夏至后处暑前发者伤之浅，处暑后冬至前发者伤之重。疟脉自弦，弦数多热，弦迟多寒，弦滑多痰，微则为虚，代散则死。疟疾昼发属气，夜发属血。惟夜发者，宜用血药，引出阳分而散，芎、归、红花、苍术、白芷、黄柏、甘草，水煎露一宿服。先寒后热者名寒疟，发时耳聋胁痛。若寒热往来，口苦善呕者为风疟，俱用小柴胡汤。热多寒少，口苦咽干，大小便赤，脉弦数者，清脾饮。先热后寒者，名温疟，白虎汤加桂枝。独热不寒者，名瘅疟，当责之暑，香茹饮①加茯苓，或白虎汤加人参。独寒不热者名牝疟，当责之寒，七气汤。一身尽痛，手足沉重，寒多热少，脉濡者，名湿疟，柴平汤。疟因饮食饥饱，伤胃而成者，名曰胃疟，人参养胃汤。疟疾因感山岚瘴气，发时乍热，一身沉重者，名曰瘴疟，平胃散加藿香、生姜、石菖蒲。疟疾痰多胸满，发时昏乱谵语，脉弦滑者，名曰痰疟，二陈汤加常山、草果、柴胡、黄芩。疟疾胃痛不宽，恶闻食气者，名曰食疟，清脾饮加山查、神曲、麦芽。疟疾痰滞胸满，热多寒少，大便燥实者，大柴胡汤下之。疟疾经年不愈者，是痎疟也，补中益气汤。疟疾微劳不任，经年不瘥，前后复发者，名曰劳疟，小柴胡汤去半夏加天花粉。又有绵延不休邪气伏藏胁肋，结为癥块，谓之疟母。凡疟发时切不可带热饮食，

---

① 香茹饮：即香薷饮。

恐不消而成痞，痞散而成臌者，有之疟母，用醋炙鳖甲为君，山棱[1]、海石、蓬术、香附、桃仁、红花、青皮、麦芽为丸，用醋汤下，截疟用常山、草果、槟榔、知母各一钱，热酒一盅，浸一宿，五更温服。

清脾饮柴_胡茯苓，甘草半夏厚朴青_皮黄芩，姜枣并草果，痰食疟相应。

七气汤朴_茯苓，半夏姜香_附青_皮陈_皮，或加草豆蔻，桂心益智仁。

柴平汤甘_草陈_皮，人参茯苓苍术厚朴黄芩。

人参养胃汤，陈皮加厚_朴苍术，茯苓梅半夏草果，姜甘草用之当。一本无梅有藿香。

平胃散苍术，厚朴_煨姜枣橘_红，再加炙甘草，和中入脾室。

痢因湿热及受积停

痢疾之证里急后重，或脓或血，或脓血相杂，或痛或不痛，此其候也。钱仲阳曰：泻痢色黄赤黑皆热也，色青白米谷不化者皆冷也。丹溪曰：赤痢属血，自小肠来；白痢属气，自大肠来，皆系湿热之气。如夏秋之间，溽暑时行此湿热之气，由于外感者也。恣饮酒酪生冷，躭嗜肉食肥甘，此湿热之气生于内伤者也。内外之感，皆成痢疾，原其所因，湿热食积三者而已。伤于气分则色白，伤于血分则色赤，气血俱伤则赤白相杂。黄色者，食积也。黑色者，湿胜也。下痢之脉，微小者吉，浮洪者凶，滑大者吉，弦急者凶。河间云：行血则便脓自愈，

---

① 山棱：当作"三棱"。

调气则后重自除。又曰：后重则宜下，腹痛则宜和，身重则除湿，脉弦则去风，脓血调黏，以重药遏之。身冷自汗，以热药温之。风邪外束，宜汗之。鹜溏息痢，宜温之。夫子曰：痢疾初起，便脓血，里急后重者，芍药汤。白痢用温六丸，赤痢用清六丸，赤白相杂，里急后重，用立效。散痢者，初起失下，反用固涩之药，以致邪热内蕴，血不得行，腹痛欲死者，宜桃仁承气汤。痢疾发热，肠胃中有风邪也，人参败毒散加黄连、陈仓米、姜、枣煎服，以及时行疫痢，噤口并治之，内加石莲肉七枚。下痢日久，赤白已尽，虚寒脱肛者，真人养脏汤。

治痢芍药汤，黄芩黄连桂大黄，槟当归木香国老，后重即能忘。

和中归酒连，陈芍朴苍甘，茯苓并枳壳，新久痢皆痊。

真人养脏汤，人参肉桂白术木香，豆蔻甘草罂粟壳，诃子芍药当。

香连丸二味，能治赤白痢，木香四钱入，黄连二两制。

倪涵初曰：痢有四忌，一忌发散，痢非外感，发散则伤气，适增其火邪；一忌利小便，病在大肠湿热胶涩，利小便则水气引入小肠，益增滞涩；一忌大下，湿热伤气则色白，伤血则多红，如荡涤太过则气血愈伤矣；一忌骤补，补则助火，使热毒愈炽而胶涩不解。五东风散导涩消积，活血清热，专治一切赤白痢疾。《经》云：无积不成痢，肠胃之病也，余屡试有验，方载在后。

五东风散：黄芩查味芍，青枳木榔朴。

条芩一钱，白芍一钱，查肉二钱，枳壳一钱，槟榔八分，厚朴八分，当归八分，青皮七分，陈皮七分，木香三分。如红多加地榆、红花，白多加香附、白芷，涩甚加桃仁，虚烦手足冷者加肉桂、疟痢相兼者加柴胡。

温六丸：滑石，甘草，干姜，治白痢。

清六丸：滑石，甘草，红曲，治赤痢。

立效散：黄连，枳壳，或兼噤口，陈米汤调服。

································【脱肛附】································

肺与大肠相为表里，故肺实则肛藏，肺虚则肛脱，里急后重则窘迫下脱。肠风痔漏，久服寒凉，亦致下脱，叫号伤气，亦多患此。凡小儿泻痢，皆因暑湿风热，乘脾胃虚弱而泻。风木克土，又湿善伤脾，清浊不分。洞泄既久，大肠阳明燥金亦虚。或又为风冷所袭，故肛脱不收。法宜补脾温胃，用补中益气汤，倍加芍药、木香、粟壳、砂仁、地榆之类，外用伏龙肝散敷之，及萆麻膏贴囟门引气使上，令其自收。如收者，即以水洗去其膏。亦有湿热积滞于大肠，未经疏荡成此疾者，宜芍药汤倍加大黄，以泻其积滞之气，痢止而肛不复脱矣，外宜蟠龙散敷之。凡按手足转热者属热，寒者属寒，是亦一法也。

伏龙肝一两，鳖头百药煎，苏汤和清油，调涂二三钱，先用荆芥葱，五倍煎水漱。

地蟠龙一两，风化硝一钱，去泥同研和，敷法总如前。

痔漏肠风湿热所致

痔漏者，湿热之所生也。余用秦艽、条芩、归、地、荆、防、青、枳、甘草、白术、槐角水煎服，外用冰片三厘，熊胆一二分，番木鳖一个，井水浓磨药汁敷之，即日奏效，治验多人。肠风者，大便下血清而色鲜也，脏毒者浊而色黯也。粪前来者近血,粪后来者远血,总用当归和血散、乌梅丸,血止后用白术散收功。

当归和血散—名槐花散,川芎白术升麻,槐花青皮荆芥熟地,肠红最可亲。

下血用乌梅,取肉便为末,酸醋炼成丸,空心米饭吃。

白术散参苓,藿香干葛根,木香并国老,都来七味均。

下　卷

发斑瘾疹风邪所乘

斑本足阳明胃经病，属三焦无根之火。热则伤血，血热不散，里实表虚，出于皮肤而为斑也。斑之方萌，与蚊迹相类，发斑多见胸腹，蚊迹只在手足。阳脉洪大，病人昏愦，先红后赤者斑也。脉不洪大，病人自静，先红后黄者蚊也。凡汗下不解，足冷耳聋，烦闷咳嗽，便是发斑之候。有伤寒发斑，见斑即化，用化斑汤。时气发斑，清解到底。有阳毒发斑，阴毒发斑，皆因热邪在表，不当下而下之，乘虚入胃，或热邪在里，胃热不泄，初起必有头痛身热之表症，先宜辛凉解其表，后用寒凉清其中。有内伤发斑，轻如蚊迹，多在手足，初起无头疼身热之表证，乃劳役过度，胃气虚极，一身之火，浮行于外。或他症汗吐下后，中气虚者，余邪无所归，附散于肌表，宜补宜降，大建中汤主之。有阴证发斑，亦出胸背手足，但稀少而淡红，此名阴斑，终不似阳斑之红显，因肾气太虚，阴陷于下，迫其无根之火，聚于胃中，上熏肺分而为斑也，宜调中汤温胃。斑势掀发微肿有色痕，而无头粒，然必有点，如朱笔点就者，小如芝麻，大如茨实，轻如星布，重如锦纹，赤色胃热，紫黑胃烂，青蓝不治。要知赤斑半死半生，黑斑九死一生，针头稠密者凶，喘促自汗者死，气实足暖者易治，气怯足冷者难医。自胸腹散四肢者可治，自四肢入胸腹者不治。将发之时，先自吐泻者吉，既出之后，泻久不止者凶。大青、犀角、黄连、石膏，斑证要药也。升麻葛根汤为失表发斑之表药也，承气汤治失下成斑之里药也，人参白虎汤体虚发斑之对症药也。

···················【附方歌诀】···················

化斑汤白虎，犀角玄参佐，救肾以济心，更清肺胃火。

大建中汤人参，蜀椒干姜臣，纳饴微火煎，加桂心当归白芍茯苓。

调中汤白术，半夏人参炙甘草，橘红香薷厚朴，生姜七片安。一方用大黄、葛根、黄芩、芍药、桔梗、茯苓、蒿本①、白术、甘草，亦名调中汤。

疹本自手太阴肺经，属心脾湿热之火，膈热蒸肺所致。初起必兼咳嗽、懊恼、头痛、发热。先见于头目手足红靥，隐密皮肤不透出者为隐疹，颗粒显透皮肤者为瘩疹。赤疹血热，治以稍凉。白疹因寒，治以稍暖。暑疹多发秋后，清暑为主。水疹者，湿热也，粒粒有水，不拘时发，利湿清热为主。凡疹痒者祛风，痛者清热，其主方洁古消风散，即凉膈散去硝黄，取甘草、桔梗、荆芥、连翘、黄芩、栀子、薄荷、赤芍、木通，直达膈间，消风散热，毒气自然解散。已出之后，再加大力子、天虫、玄参之类，以化其蕴蓄之毒。兼表者合香苏、芎苏之类。方书云：疹有头粒，或如粟米，或如蚊迹，或随出随没，或没而又出，甚有连出六七次，盖疹先出者已化，后至者尚多，故始终惟有清解而已。兼表势甚者，十神汤。然冬令初春，庶几相宜，夏秋三时，在所禁用。因麻黄为寒伤营分者之专司，而葛根、升麻虽轻扬解表，实阳明经药，但可借用，非本症药也。火势甚于内，目赤唇焦，口燥谵语，本方加黄连。热甚于表，口渴而脉大汗出者，本方合白虎。往来寒热，脉弦不解者，本方合小柴胡汤。腑实

---

① 蒿本：当作"藁本"。

内结者,本方加硝黄,以润下之。余热不退者,本方加生地、丹皮之类,以养其阴。此用药之大概也。

犀角消毒饮,牛蒡与防风,荆芥同甘草,红斑顷刻空。

呕吐者胃气逆而不下

徐元曰:有声谓之呕,有物谓之吐。声者,气与火也。物者,痰与食也。或寒气所感,或暑气所中,或大怒气逆,或饮食过伤,或蛔虫作痛,或久病胃虚,凡此皆能呕吐。大抵脉虚者吉,细者吉,实者凶,大者凶,治以二陈汤为主。胃寒者,水浆不纳,脉息沉迟,加丁香、益智、干姜、肉桂之类。伤暑者,烦渴面垢,脉虚体热,加四味香茹饮。怒则肝火犯胃,呕而口苦,胸胁不利,脉弦而数者,加香附、芍药、姜炒芩连、竹茹、乌梅。伤食者吐出酸臭,加山查、草果、神曲、麦芽、砂仁之类。饮酒过伤而呕吐者,加葛根、神曲、麦芽、白蔻、猪苓、泽泻之类。蛔虫上攻而吐者,加椒、梅、黄柏、干姜、白术。盖虫得川椒之苦则头伏,得乌梅之酸则身软也。久病胃虚,闻谷气而呕者,加人参、白术、藿香、伏龙肝。积痰在胃而呕吐者,加南星、枳实、竹沥、姜汁。内伤瘀血在胃而呕吐者,加桃仁、生姜汁。

余治潘善仲因过伤饮食、腹痛便秘、呕吐不止。余诊之,曰:阳明之气下行为顺,上行为逆,此地道不通,故发呕吐,法当下之,用消积丸。一服即愈。

金廷玉病霍乱吐泻之后,饮水即吐,食物亦然。余诊之,曰:吐泻者,气之滑也,当以涩剂治之,用烧针丸。一服即愈。烧针丸方:黄丹、枯白矾、辰砂等分,共为细末,枣肉为丸,戳针尖上,灯火中烧过存性。为细末,每服七分,冷米汤下,治呕吐如神。

消积丁茴香，青皮陈皮神曲智仁巴霜，三棱并白术，食积服之康。

泄泻者脾气伤而不平

泄泻有湿，有火，有痰，有气虚，有食积。戴元礼曰：泻水腹不痛者湿也。饮食入胃，完谷不化者气虚也。泻水腹痛肠鸣，痛一阵，泻一阵者，火也。或泻或不泻，或多或少者，痰也。痛甚而泻，泻而痛减者，食积也。夫子曰：泄泻之病，四时感受不同，或因风寒暑湿所感，或因七情饮食内犯，动伤脾胃之气，故作泄泻，治当分其新久，审其原因。新则伐邪之药为君，而健脾之药为佐；久则以补脾之药为君，而升提之药为使。余尝辨症用药，确然有验，故录于后。

泻下青色，腹痛脉浮者挟风，宜羌活、防风。泻下白色，腹痛脉沉迟而弱，四肢清冷，小便澄澈者，挟寒也，宜干姜、附桂之类。泻下焦黄色，口渴烦躁，脉虚身热者，挟暑也，宜香薷、扁豆、黄连。泻下清水，或如尘腐水色，腹不痛，身体重，倦怠无力，脉沉而缓者，挟湿也，宜苍术、白术、厚朴。泻下谷色不化，酸臭异常，胸膈饱闷，恶闻食气者，伤食也，宜神曲、麦芽、山查、莱菔子、草果之类。泻下或多或少，或泻或不泻，或如鱼冻者，挟痰也，宜半夏、南星。泻下过多，小水不利者，当分利阴阳，小水长则大便自觉实也，宜滑石、茯苓、猪苓、泽泻、木通之类。如泻久，小水不利者，又不可用，用之则损阴气，当见眼胞下陷而死。

按此七条，皆伐邪之药也。至于健脾者，白术、陈皮、芍药之类。而补脾者，则人参、茯苓、山药、扁豆、莲肉、苡仁、芡实之类。大抵脾胃之气上升，则为生长之令；脾胃之气下降，则为收藏之候。泄泻日久,皆因脾胃之气下陷也,宜用升发之药,如升、柴、防、葛、羌独活之类。又有每朝五更泄泻者,乃肾虚作泻也,用肉果、补骨、五味、三肾丸以补肾。

五苓散白术,茯苓桂猪苓泽_泻,泄泻多用之,分利膀胱湿。

寒泻腹中疼,小便利而清,胃苓汤一盏,姜枣水煎吞。

暑泻病何如?心烦渴不安,薷苓汤八味,灯草加一团。

身热口中渴,更兼泻水频,柴苓汤一剂,施治疾如神。

参苓白术散,莲肉扁苡俱,陈皮甘桔药,久泻胃中虚。五苓散合黄连香薷饮名薷苓汤,合小柴胡汤名柴苓汤,加苍术、厚朴、陈皮、甘草,名胃苓汤。

霍乱脾寒伤食所致

《内经》曰:岁土不及,风乃大行,民病飧泄霍乱,体重腹痛,筋骨强。仲景云:邪在上焦则吐,邪在下焦则泻,邪在中焦则既吐且泻。霍乱之脉,浮洪者可治,微而迟者难生。夫子曰:霍乱之证,卒然心腹痛闷,上吐下泻者是也。然有属寒属热之分:属寒者,吐利稀薄,上下所出,水液澄澈清冷,脉沉而迟,四肢厥冷,腹痛不喜饮水,此阴邪胜也。属热者,吐利腥秽,烦热自汗,口渴欲饮凉水,脉沉而数,四肢温暖,此阳邪胜也。总用藿香正气散加减施治,又或心腹绞痛,不吐不泻者,谓之干霍乱,宜用盐汤探吐,吐后又以藿香正气散调治。如探吐不能吐者,死在顷刻,不可救矣。

正气散苏_叶藿香,二陈_汤白芷苍术厚朴,桔梗腹皮均,吐泻阴阳搏。寒加干姜,热加芩连,腹痛加官桂,痛甚去藿香加吴茱萸,小水不利加茯苓,转筋加木瓜,发热加竹叶、麦冬,若频利不通者加枳壳,中暑加香薷、扁豆,心下痞加枳实、青皮,肉食不化加山查肉,谷食不化加神曲、麦芽。

　　小儿霍乱之病,皆因饮食生冷内有所伤,风寒暑湿外有所感,阳不能升,阴不能受,乖隔而成,故卒然吐泻并作,挥霍而撩乱也。其病有三:吐者暍也,心火炎上之痰也;湿者湿也,湿土注下之痰也;转筋者风也,木火扰乱之痰也。此由夏秋之间,湿热乘之,入于脾胃,三气俱作,所以上吐下泻而转筋也。治法以生姜细切,渍以新润益元散,频服之可愈。或五苓散、桂枝甘露饮。切勿与谷食米饮,下咽立死。待泻后饥甚,可与稀粥。《内经》曰:脾虚则泻,胃虚则吐。又曰:食滞于胃口者为吐,食滞于大小肠者为泄泻。又曰:诸吐呕酸,暴注下迫,皆属于热。钱仲阳曰:吐乳泻黄,伤热乳也,吐乳泻青,伤冷乳也,皆当下之。则知虚实寒热,皆能成吐泻之症。又有伤风吐泻,身温乍冷乍热,多睡气粗,大便白黄色,呕吐,乳食不消,更兼咳嗽,先服大青膏,发散后用益黄散和胃。若吐泻身热,多睡,能乳,吐痰,饮水不止,大便黄水,此胃虚之症,先用白术散生津止渴,后用大青膏发散风邪。

痞满脾倦积湿而成

　　夫痞满者,非痞块之痞,乃胸腹饱闷而不舒畅也。此由脾倦,不能运化饮食,以致积湿成痰,留于胸中,而觉痞满也。治宜健脾顺气,气顺则痰自消。健脾则食自化,痞消而通泰矣。方用二陈汤加枳术、香砂、藿朴、豆蔻之类。瘦人多是郁热,加黄连,血虚加芎归,食积加查肉、神曲、麦芽。肥人多是湿痰,加苍术。气虚加人参,痰隔加瓜蒌、桔梗、竹沥、姜汁,去半夏亦可不去。

呃逆者胃气之不顺

夫呃逆者,俗谓之发哕也。声短者,出于中焦,水谷之病也。声长者,出于下焦,虚邪相搏也。脉浮缓者吉,弦急者凶。若伤寒失下,便秘发呃者,承气汤。吐利后胃寒而呃者,丁香柿蒂人参汤。吐利后胃热而呃者,人参甘草生姜橘皮竹茹汤。气逆而呃者,木香顺气散。久病后发呃者难治。

丁香柿蒂汤,人参一味攒,伤寒吐利后,胃冷服之安。一方无人参,只二味。

橘皮竹笳汤,人参甘草援,生姜并枣子,胃热服之蠲。

木香顺气散,丁香白蔻仁,藿檀砂国老,盐汤调下吞。

咳嗽者肺气之不宁

洁古云:咳谓有声,肺气伤而不清。嗽谓有痰,脾虚动而生痰。咳嗽者,因伤肺气而动脾湿也。丹溪曰:咳嗽之因,有风寒痰饮火郁,劳嗽肺胀。戴氏注曰:鼻塞身重恶寒者,风寒也。嗽动便有痰声,痰出嗽止者,痰饮也。有声痰少面赤者,火郁也。盗汗咳痰,多作寒热者,劳嗽也。动则喘满,气急息重者,肺胀也。夫子曰:咳嗽之病,余尚验之,声者出于肺也,痰者出于胃也。肺气不清,则咳嗽不绝,胃气不和则痰涎日多。亦有因气不清而生痰者,亦有因痰多而滞气者。为医者须识其致病之源。风寒则散之,火热则清之,湿则燥之,燥则润之。如此则肺气清而咳嗽不作,胃气和而痰涎不生矣。若夫咳嗽日久，肺气散失，胃气空虚者，又当以敛肺助胃为主，不可专治于清肺消痰也。

参苏饮治四时咳嗽初起之神剂也，春加羌防、白芷之类，夏加四味香薷饮，秋加桑皮、地骨、杏仁之类，冬加麻黄、桂枝、杏仁之类。生脉散治咳嗽日久之圣药也，加款冬、紫苑①，其效捷。如影响见血，加阿胶、生地。有痰加茯苓。余尝用此方，效验不可尽述。款冬一两，紫苑一两，百部五钱，为极细末，每服三钱，用乌梅、生姜调下，食后临卧，各进一服。

嗳气皆由痰火

嗳气者，痰滞中宫，或兼痞满恶心，渐至胃脘作痛，火之为患。用南星、半夏、橘红以消其痰，山栀、石膏、香附以降其火，以芍药、二术健脾行湿壮其本原。若胃寒嗳气，用二陈汤加干姜、益智、木香。妇人嗳气连十余声不尽，嗳出胸宽，不嗳则胸紧，用越鞠丸最妙。

咽酸尽为食凝

咽酸与吐酸不同。吐酸者，吐出酸水也。咽酸者，酸水刺心也。俱是饮食入胃，脾虚不能运化，郁积已久，湿中生热，湿热相蒸，遂作酸也，平胃散加神曲、麦芽、山查、草果、枳实、吴茱萸、黄连。或用六郁汤，越鞠丸尤效。口吐清水，用土炒苍

① 苑：当作"菀"，后同。

术、白术、陈皮、茯苓、滑石、芍药等水煎服效。

···【附嘈杂】···

嘈食者,俗谓之心嘈是也,有痰因火动而嘈者,二陈汤加
酒炒黄连、山栀。有心血少而嘈者,八珍汤加麦冬、山栀、陈
皮、乌梅炒末。

中满臌胀者脾虚不运

臌胀者,四肢不肿,单腹胀也。中满臌胀,其证有四:曰气
臌、血臌、食臌、水臌,皆由脾虚不运,以致聚而成胀也。气则顺
之,血则散之,食则消之,水则利之,切不可骤用攻下之剂,致伤
肠胃,失生养之本,病复再来,不可治矣。若脐突肉硬,肚大青
筋,足心手掌俱平者,并不治。胀满脉弦,脾制于肝,洪数为热,
迟弱为寒,浮则为虚,紧则为实,浮大者生,虚小者死。

分消汤治臌,二术陈香附,朴实苓香砂,腹皮猪泽佐。

古方用姜皮,灯心水煎服,气急加沉香。胁痛面黑是气
臌,加青皮,去白术茯苓。嗳气作酸,饱闷腹胀是食臌,加山
查、神曲、麦芽、莱服①子,去白术、茯苓。恶寒,手足厥冷,泻下
清水,是水臌,加官桂。胸腹胀满,有块如臌者,是痞散成臌,
加麦芽、神曲、山查、青皮、半夏、鳖甲、归尾、玄胡索,去白术、
茯苓、泽泻。余尝治肥人腹中胀,选用胃苓汤;瘦人腹胀,用薷
苓汤,二方俱效。

① 服:当作"菔"。

································【附水肿】································

《内经》曰：诸湿肿胀，皆属于脾。诸气愤①郁，皆属于肺。盖水肿之由，因脾虚不运，肺郁不通，以致水积三焦而为浮肿，以手按之成窟，举手即满者是也。身有热者，水气在表，治当汗之。身无热者，水气在里，治当下之。又曰：腰以上肿者，宜发汗，腰以下肿者，宜利小便，兼以顺气和脾。此为良法，慎不可用大戟、芫花、甘遂等猛烈之剂，以攻其虚症。吾恐峻决之易，固闭之难，水气复来则无可治之法矣。

风湿皮肤麻木走注疼痛，分心气饮治之。气满肿，皮厚，四肢瘦削，腹胁胀满，流气饮加减治之。血肿皮间有红丝血缕，妇人多有此症，是败血化为水也，调经散治之。生疮肿者，人参败毒散加荆、防、连翘、银花，间服五子十皮饮。病后脾虚足跗肿者，由中气下陷也，补中益气汤。异乡不服水土而肿者，藿香正气散。大抵肿退后宜用白术膏调理脾胃。

分心气二陈，通桂腹皮青，桑苏羌芍药，姜枣共灯心。

流气饮香苏，陈苓半朴莪，腹槟瓜壳术，芷桂藿菖蒲。

五子十皮汤，连葶菔紫香，茄桑苓大橘，瓜果木青姜。

噎膈反胃者气实相并

徐元曰：噎膈之病，其因七情过伤，饮食失节。食因气逆，则食不下，降气因食阻则气不运，行气实，痰涎互相凝结，

----

① 愤：当作"膹"。

留于咽嗌者为噎，留于胸膈者为膈，妨碍饮食为呕吐，翻胃之病也。丹溪曰：自气成积，自积成痰，痰挟瘀血，遂成窠囊。此症若不早治，必为难愈之疾。大法初起者，五膈宽中散治之。日久者，二陈汤加减治之。如口中吐沫多者不治，粪如羊屎者不治。

五膈宽中散，青陈丁木香，蔻砂香附朴，国老共盐姜，汤下按噎膈。翻胃通用二陈汤加姜韭汁、竹沥为主。如气虚肥白之人，加人参、白术。血虚瘦弱之人，加红花、当归、杏仁、白芍。胸中烦闷，加土炒芩连、蒌仁、桔梗。气郁不通者，加香附、砂仁、木香、槟榔、川芎之类。如朝食暮吐，暮食朝吐，此胃可容纳，而脾虚不能传送者，加神曲、麦芽，以助化之。若大便燥结，食反上奔者，加酒蒸大黄、桃仁以润之。

喘急有虚有实

丹溪曰：暴病发喘，谓之实。久病发喘，谓之虚。脉滑而四肢暖者可治，脉涩而四肢冷者难治。原夫喘动便有痰声者，痰也。乍进乍退，得食则减，食已则喘者，火也。气从脐下起，直冲清道而上者，阴虚也。呼吸短气而无痰声者，气虚也。恶寒发热而喘，脉浮紧者，感寒也。胸中漉漉有声，怔忡而喘急者，水停心下也。大抵患病，至于发喘，亦为恶候，未易治也。

治喘总用苏子降气汤为主，痰喘加竹沥，火喘加山栀、枯芩。阴虚喘加知母、黄柏、当归、熟地，去枳壳、桑皮、半夏、桔梗。气虚喘加人参、阿胶，去枳壳、桑皮。风寒喘加麻黄、苏子、杏仁，水喘用川椒目，焙研为末，生姜汤送下一钱。

苏子降气汤，二陈前胡厚朴当，肉桂与国老，喘嗽保安康。

痉痓有阳有阴

　　痉痓者，头项牵急，腰背反张，如鸟翅张者，名痉痓也。有因于寒，寒能涩血，令人无汗恶寒，属阳，名曰刚痉。有因于风湿，风能散气，令人有汗恶风，属阴，名曰柔痉。俱用小续命汤治之。若有汗，去麻黄，或因病后发汗过多，或因产后去血太甚，筋无血养则筋急，而牵有似小儿惊风者，急用十全大补汤。

五积六聚总是气凝其痰血

　　五积者，阴血也，五脏所生而有定位。六聚者，阳气也，六腑所生而无常形。肝曰肥气，心曰伏梁，脾曰痞气，肺曰息贲，肾曰奔豚，世人统谓之气块。丹溪曰：块乃有形之物，气不能成形，俱是痰与食积死血也，在中为痰积，在右为食积，在左为死血，不能移动者曰癥，能移动者曰瘕[1]，大法咸以软坚，攻以削积，行气开痰为主。溃坚汤、溃坚丸治之，用琥珀膏、三圣膏贴之。
　　溃坚汤枳实，二陈归白术，香附朴山查，砂仁木香汁。
　　左胁有块加青皮，右胁有块加莪术，血块加桃仁、红花、肉桂，食积块加神曲，痰块加海石、瓜蒌，瘦人加人参少许。溃坚丸和海石、瓦楞子、龟甲各为细末，将阿魏用醋炙化和入药中，姜汁调面糊为丸如桐子大，每服六十丸，黄酒送下。琥珀膏方

---

① 瘕：疑为"痞"之讹。

用大黄、朴硝等分为末,以独蒜打膏贴之,以帛束住鼻气效。

三圣膏方,用石灰为末,瓦上炒红,稍冷入大黄末一两,炒热入桂心末五钱,熬米醋为膏。

五劳六极皆缘火炽乎天真

徐氏曰:五劳者,心肝脾肺肾有所劳伤也。六极者,皮焦肉脱筋痿,骨重精枯脉数也。大抵劳怯之人,俱有此六极,皆因二火无制,煎熬天真,气血精神日渐衰弱,不能充养一生,以致病成六极,轻则期年而弊,重则半载而亡,良可慨也。凡治劳之时,须要辨其何脏之虚,何脏之实,或气虚,或血虚,或气热,或血热,见之务真,则治之无差。盖诊其脏而虚,脉必虚而细小,诊其脏而实,脉必实而洪大。气虚者,面白而无神;血虚者,面黑而枯瘦;气热者,面红如炭,声雄而清,病甚于昼,脉浮而数;血热者,面赤而黯,声雄而浊,病甚于夜,脉沉而数;气血俱热者,病则昼夜俱甚,气急而津枯,依此辨之,无不中的,治法开后。

气虚用四君子汤,血虚用四物汤,气血俱虚用八珍汤,清气用麦冬、竹叶、银柴胡、知母之类,凉血用天冬、生地、胡黄连、黄柏、枯芩之类,安心神用茯神、远志、枣仁,壮筋骨用牛膝、杜仲、虎骨,补阳用鹿茸、锁阳、苁蓉、枸杞、兔①丝之类,补阴用山药、丹皮、龟板、柏子仁之类,降相火用知母、黄柏,涩精用萸肉、龙骨、牡蛎、鹿角霜、赤石脂之类。

四君子汤人参,白术甘草茯苓,六君子如何,本方加半夏

---

① 兔:当作"菟"。

陈皮。

四物汤当归，芍药生地芎，八珍即四物，人参白术茯甘同。

吐血出于胃府

吐血呕血者，出于胃也。其因有饮酒过伤，负重跌扑，房劳伤心，大怒气逆，种种不同。必须诊脉问因，方可施治。犀角地黄汤加丹皮、赤芍为主。酒伤加葛根、黄连、茅根、藕节或汁。负重跌扑加归身、桃仁、红花、韭汁。房劳加知母、归、地、山栀、黄檗。劳心加茯苓、枣仁、当归、柏子仁。怒伤加青黛。如精神壮健，大便燥结，吐血不止者，加炒黑大黄、桃仁、童便。吐血过多，形容脱色，脉微欲绝者，以独参汤治之，乃血脱益气之法，气旺则自能生血也。

龙华张君，吐血过多，服诸药不效。余用其吐出之血，磁器炒干为末，以麦冬煎汤调服即止，此以血导血之法也。

犀角地黄汤，丹皮赤芍攒，能医诸失血，加减服之安。

衄血本乎肺金

衄血者，血出于鼻也。鼻为肺之窍，故曰本乎肺金，犀角地黄汤加枯芩、茅花、柏叶、藕节之类。

【附痰涎血】

痰涎血出于脾脏，痰中带血者是也。犀角地黄汤加白芍、茯神、瓜蒌、竹沥。如血紫黑者,加当归、桃仁、韭汁。

· · · · · · · · · · · · · · · 【附咯血】· · · · · · · · · · · · · · ·

咯血者,肾虚也。咯如牝鸡唤乳鸡声也,系咯出血屑。唾血者鲜红,随唾而下,俱属肾经也,犀角地黄汤加知母、黄柏、玄参、熟地①。

牙宣乃阳明之热极

齿缝中出血谓之牙宣,乃阳明经之热也。足阳明胃之脉,贯于上龈。手阳明大肠之脉,贯于下龈。肠胃中湿热,上蒸则齿龈腐烂出血,用芩、连、栀、薄、生甘草。外用灶煤、龙骨,炒盐为末,敷之即愈。

舌衄者少阴之火升

舌上出血名曰舌衄,乃少阴之火上升也,用炒槐花为末掺之。有舌长出口而不收者,多用冰片为末,敷之即收。

---

① 《医学传心录》此后有两段,《传心录》缺失:"痰涎血属于脾脏。脾生痰,痰中带血出于脾也。犀角地黄汤加白芍药、茯苓、瓜蒌仁、竹沥。血色紫黑者,加桃仁泥、韭汁、当归。""咯唾血属于肾经。咯血者,咯出血屑也。唾血者,鲜血随唾而出也。俱属肾经。犀角地黄汤加知母、黄柏、元参、熟地治之。"

腹中狭窄而痰火各别

肥人自觉腹中狭窄,是湿热注胃府,用苍术、香附,以燥湿行气。瘦人自觉腹中狭窄,是热气熏蒸脏腑,用苍术、黄连,以开郁清热。

胃中烦热而虚实异形

胸中实烦热,用栀子仁。若虚烦,用参、术、黄芩、白芍、麦冬、大枣。

惊悸痰迷恐惧所致

惊悸者,心中忽然跳动也。其因惊恐所致,或痰迷心窍,神不安舍,治用二陈汤,加茯神、远志、枣仁、人参、当归、柏子仁丸,药用八味定志丸。

定志丸二茯_{神苓},远志与人参,菖蒲煅龙骨,辰砂能镇心。

【附怔忡】

怔忡者,心中恍惚不安,如畏人捕之状,乃心血少也,用八珍汤加枣仁、辰砂末主之,天王补心丹亦主之。

天王补心丹,丹参玄参生脉_散并,茯神酸枣地_黄,远志桔梗当归柏子仁。

健忘血少忧郁而兴

健忘之病，因忧思过度，损伤心血，以致神舍不清，令人转盼遗忘，有养血安神归脾汤、八味定志丸主之。

归脾汤四君子汤，木香黄芪远志枣仁茯神，健忘难记事，一服即神清。原方有龙眼肉。

颠狂者分心肝之热极

心热则颠，肝热则狂，多喜亦为颠，多怒亦为狂，脉大者吉，脉细者凶。颠宜清心养神，宁志化痰汤治之。狂宜祛风除热，防风通圣散主之。

宁志化痰汤，天麻连胆星，茯苓陈半夏，酸枣石菖根。

妇人患颠狂，桃仁赤芍当，柴苓甘远木，生地共苏方。木即苏木。

痫症者寻痰火之重轻

痫症大率属痰与惊，不必分五等，治法行痰为主，南星、半夏、黄连、瓜蒌，寻火寻痰分多少而治，有热者以治热为主，用凉药清其肝。痰多者必用吐法，吐后用安神丸及平肝之药，青黛、柴胡、川芎等类。

安神丸黄连，生地甘草当归，酒泡蒸饼丸，朱砂作外衣。

便浊者有赤浊白浊之辨

便浊总由胃中湿热下注渗入膀胱，血受热则赤，气受热则白，此心与小肠主病，小肠经之热，膀胱经之结也。治宜清心莲子饮主之。赤加木通、黄柏，白加赤苓，滑石，痛者去参芪，加草梢、栀子。

清心莲子^{黄芩}，车前地骨参，麦^{冬茯}苓芪国老，便浊服之清。^{原方有柴胡、地骨。一作大腹，一本苓作饮，末句作"石莲、柴、黄芩"。}

汗出者有自汗盗汗之称

自汗者无事，时而汗漐漐然，动则更甚，属于阳虚，卫气之所司。盗汗者，寐中而汗，通身如浴，觉来即止，属于阴虚，营血之所主。自汗宜补阳调卫，用补中益气汤加麻黄根、浮小麦，虚甚者加熟附子三片。但升麻、柴胡俱用蜜炒，制其升发之性，然非升麻、柴胡不足以领参耆于肌表，故用之耳。盗汗宜滋阴降火，用当归六黄汤。

盗汗六黄汤，当归二地黄，柏连芩酒炒，黄耆七味相。^{一本作当归下，有"加麻黄粮"四字。}

独胜散五倍，为末津调配，脐中封一宿，汗症立时退。

九种心疼痛在胃脘

心痛即胃脘痛也，胃脘处在心下，故有当心而痛者，其实不在心也。若真心痛者，必死不治。盖心为君主神明之舍，不可伤。故诸邪之入于心者，皆在心之包络。古云心痛有九种，一虫、二疰、三气、四血、五悸、六食、七饮、八冷、九热。虽有其名，而无其实。故医者认之不真，治亦无效。余尝辨之得法者列后。

虫痛者懊㤞不安，口吐清水，面多蟹爪纹，用白矾、雄黄、槟榔末汤水调下。

疰痛者，平素无心痛之病，忽然作痛，妄言神鬼，脉乍大乍小，乃飞尸鬼疰也。用忍冬藤一两水煎服。风痛者因暑天露卧，风邪入于脾，中脘痛连心，是即干霍乱也，用藿香正气散。

悸痛者，其痛不甚，但觉胸中恐慌作痛，此因惊气乘心也，用二陈汤加黄连、枳实、当归、茯神、远志。

饮痛者，因痰饮留于胃脘，阻塞气道，故作痛也。其人眼下必如灰烟熏黑之状，胸中常如冰水之停，甚者以滚痰丸下之，轻者以导痰汤加苍术、香附、川芎。

食痛者，胸中痞，或嗳气吞酸，恶闻食气，用平胃散加枳实、山查、莱菔子、神曲、麦芽之类。

平胃散茅术，朴陈_皮甘草末，何者名胃苓，平胃五苓合。

寒痛者，客寒犯胃，其痛大作，四肢清冷，六脉沉迟，蟠葱散主之。

蟠葱散茯槟，姜砂草桂棱，青丁苍索莪，心痛疝家疼。

热痛者，积热在胃，心烦身热，大小便少利，二陈汤加山栀、黄连、川香附、金铃子。

来往痛者，时作时止，面赤口渴，瘦弱之人多有此症，乃胃火作痛也，四物汤加山栀、香附、陈皮。按丹溪曰：凡喜食热物，热伤胃口，清血出而留聚，则成瘀血，畜积胃中，多作心痛。其症饮热则痛愈加，其脉沉涩，宜四物汤加桃仁、红花、没药、五灵脂、玄胡索，甚者桃仁承气汤下之。

七般疝气病在肝筋

　　七疝者,寒疝、水疝、血疝、气疝、筋疝、狐疝、癥疝,张子和论之详矣。丹溪曰:疝气之症,总属厥阴,与肾经绝无相干。多因肝经湿热之气下注,不得发越,或为偏坠,或为疼痛也。治当疏其肝气,散其积湿,痛自除矣。刘生三捷汤,专治偏坠,不拘远近,或升或降,疼痛不止者,或不痛者,服之三剂神效,故名三捷。

　　柴_胡苏_叶青_皮陈_皮香_附,肉桂茯苓归尾良,小茴橘荔核,黄柏槟_榔木通姜。

胁痛有两边之辨别

　　按胁痛即肋痛也。两胁属少阳胆经,肝居左,脾居右,故有两边之别。有痰饮作痛者,脉弦而滑,用二陈汤加瓜蒌、枳壳、柴胡、白芥子、竹沥、姜汁。有瘀血作痛者,脉弦而涩,用当归、红花、桃仁、赤芍、柴胡、官桂、香附、没药。如肝火作痛者,加黄连、龙胆草。食积作痛者,加麦芽、砂仁。胁痛寒热气急者死,不食者死。瘦人胁下微痛者,血少也,四物汤加柴胡稍①。

----

① 稍:当作"梢"。

头风有左右之分清

头居一身之上，当风寒之冲，一有间隙则风邪乘虚而入也。如血虚而风邪乘之则左边痛，气虚而风邪乘之则右边痛，脉浮滑者易治，短涩者难医。治以川芎茶调散为主。血虚加归地，气虚加参芪，有痰加南星、半夏。有热加黄芩、丹皮。风盛加天麻、蔓荆子。其法以加者为君，本方为臣佐。

川芎茶调散，荆芥薄荷白芷甘草俱，细辛防风茶调药，头风痛可除。此方有加减者大抵如是。

腰痛者肾虚而成气滞

腰者肾之府，一身之大关节也。或房劳过度则肾虚，闪挫则气逆，负重损伤则血凝，酒食下注则湿热，坐卧湿处则寒湿。此皆为腰痛之因也。审其病形，症亦有异。肾虚者，其痛悠悠不已，脉沉弦而大。闪挫者，俛仰艰难，脉沉弦而实。血凝者，痛如锥刺，日轻夜重。湿热者，小便黄而大便塘①，脉沉弦而细数。寒湿者，凡遇天阴与久坐而作痛者是也。

肾虚用牛膝、归地、杜仲、枸杞、茴香、补骨、知母、续断、独活。

闪挫用茴香、木香、川芎、独活、官桂、砂仁、枳壳、杜仲、补骨脂。

血凝用归尾、桃仁、红花、乳没、肉桂、玄胡。

---

① 塘：当作"溏"。

湿热用陈皮、苍术、防己、知母、黄柏、防风、秦艽、羌独活。

寒湿用桂枝、芎归、牛膝、杜仲、防己、附子、苍术、白芷、独活。

腹痛者寒气或系食生

腹痛之症不一,大抵中脘痛属太阴,脐腹痛属少阴,少腹痛属厥阴。绵绵痛而无增减者寒也,时作时止者热也,痛甚欲大便,便后痛减者食积也。痛有常处而不移者死,血也。痛时小便不利,得服热汤而痛暂止者,痰也。痛而腹中有块起急,以手按便不见,恶心清水出者,虫也。或食冷热物而痛者,冷热不调也。又有真腹痛,痛时脐上青筋上贯于心者,死。人中黑者死。脉细而迟者吉,脉大而疾者凶。治以平胃散为主加白芷。寒加姜附、吴萸、肉桂之类,热加白芍、黄柏。痛甚加炮姜,食积加山查、神曲、麦芽、莱菔子、枳实、槟榔之类以消之。甚者加大黄、肉桂以下之。死血加归尾、红花、没药、五灵脂、玄胡索之类。甚者加大黄、肉桂、桃仁下之。湿痰加南星、半夏、茯苓、香附、枳壳、木通之类。虫加槟榔末、使君子肉。冷热不调加芍药、桂枝、大黄。凡痛连胁膈,手足冷,脉伏,多是饮食痰饮填塞,至阴抑遏肝胆之气,急用烧盐三升调服探吐,此木郁则达之之法也。至阴者太阴脾也。

痿症非不足即因湿热

痿者,犹萎也,谓下部萎软不能行立也。其因或病后远行,或斫丧太甚立行房事,或妇人产后早起,皆劳伤骨髓,以致足不能任地,治宜补髓养血、壮筋强骨之剂。又必须绝戒房劳,庶或全愈。俗云:行房不百里,百里不行房,信不诬也,用虎鹿固真丸。

虎鹿固真丸,虎胫鹿胶地,龟板附苁蓉,参苓归膝味,芪续柏知瓜,杜仲山萸杞。

共为细末蜜丸,每服百丸,空心温酒下。如有热者,去附子。妇人痿,去知母、黄柏。此丸不独治痿,而虚损腰膝无力疼痛,或颈项痿软,皆可治也。

余治一人好酒,忽病痿。酒乃湿热之物,此痿因嗜酒枳湿热而致,宜用东垣清燥汤主之。切勿用滋阴之药,误用之则益滋其湿而痿不起矣。遂用清燥汤一服而愈。

清燥四君汤,陈皮黄芪苍术麦冬当归,升麻柴胡黄连五味黄柏,生地神曲泽泻猪苓方。

痹证因寒湿复被风侵

痹者犹闭也,风寒湿三气合而为痹。风多则走注,寒多则掣痛,湿多则重着。《内经》谓之痹症,方书谓之痛风,名虽不同,其理则一,治用通经止痛方。

通经止痛汤,南葳芷柏苍,芎桃龙胆曲,防己桂红羌。

庚辰冬一妇,妊二月,遍身疼痛,有医作痛风治,百药不效,将一月矣。绝米数日,麻木愈甚,发喘垂命。余诊之脉,乍大乍小,乍迟乍数,面色乍红乍白,发喘时作时止,此非痛风,乃飞尸鬼疰之病也。用银花一两,水煎服即愈。时人以为异方神效。

四种遗精心肾不能既济

遗精有四因：有用心过度，心不摄肾而遗者，有思欲不遂而遗者，有色欲太过而遗者，有久无欲事而精滑梦遗者，皆因心肾不交，水火不能既济，以致此也。夫梦遗者，梦中交合失精，此神志不清也，二陈汤加人参、茯神、远志、枣仁、辰砂末。或随溲溺而出精者，谓之精滑。此房事过多也，八珍汤加知母、黄柏、五味、山茱、龙骨、牡蛎。

一闽商少年，久无欲事，每日精出，牵丝黏腻，至不便溺，亦常有之。余曰：此名精滑，乃欲火动而精离其肾也。治宜清心滋肾健脾固脱，九龙丸二服而愈。可知不劳心而劳力者，亦有此精滑。九龙丸九味，金樱查枸杞，莲须黄茯苓，石莲归熟地。

白虎治遗精，角霜牡蛎均，龙骨生减半，酒糊作丸吞。

五般黄疸湿热同是熏蒸

疸病有五：曰黄汗、黄疸、谷疸、酒疸、女劳疸。《金匮要略》论之详矣。丹溪又曰：不必分五，同是湿热所致，与盦曲相似，故令色黄也。治宜利湿为先，解毒次之，茵陈去疸汤主之。凡疸病腹满脐突，手足心黄，寸口脉无者不治。

茵陈去疸汤，芩连栀子苍，猪苓青泽泻，龙胆水煎尝。

眩晕者无痰不作

《灵枢》云：脑为髓海，有余则劲多，力自过其度，不足则脑转、耳鸣、胫酸、眩冒、目无所见、懈怠安卧。要知眩晕之症，实由房劳过度，精气走泄，脑髓空虚之故。或经劳动，则火气上炎，故卒然头旋目暗，身将倒仆之状，治当大补其肾，六味丸加鹿茸、牛膝。《经》云：滋苗者必固基其本，此治本之法也。若言因痰而作晕者，乃是风寒暑湿之气，一有所干则气道不顺，遂生痰涎，积于胸中，兀兀欲吐不吐之状，心神烦躁而头目皆花，如晕之意，非真眩晕也。治以二陈汤为主，风加甘菊、天麻、川芎、羌活，寒加附子、干姜，暑加香薷、扁豆、黄连，湿加苍术、炮姜。又有吐血太过，与妇人崩产血脱而晕者，此血脱，气无所依，神将飞越，故晕绝也。宜用独参汤以补之，乃血脱益气之法。阳生则阴长之义也。

消渴者无火不臻

消证有三：上消者肺也，多饮水而少食，大小便如常。中消者胃也，多饮食而小便黄赤。下消者肾也，小便浊淋如膏，烦渴引饮，耳轮焦黑，小便频数。能食者，必发痈疽背疮。不能食者，必传中满腹胀。大抵三消，皆因火热之气煎熬脏腑，消烁血液故也。治以四物汤为主。上消加生脉散、花粉，煎入藕汁、人乳、生地汁，饮酒者加生葛根。中消加石膏，以降胃火。下消加知母、黄柏、五味，以滋肾水。

一友患渴不止，以青黛一两水调服，下长虫一条，其渴遂止。盖青黛能解郁，又能杀虫，故用之神效。

不寐者痰火旺而血少

不寐之症有三：有痰在心经，神不归舍而不寐者，用温胆汤加枣仁、竹沥、姜汁。有病后虚弱而不寐者，六君子汤加黄芪、枣仁。有血少而不寐者，归脾汤。又云：不寐者，胆虚寒也。炒枣仁末、竹叶汤下之。多睡者，胆实热也，生枣仁末，细茶煎汤下。睡中忽闻人声响动，即惊而不寐者，是胆虚也，用参竹汤。睡中不闻人声，忽醒而不寐者，是心血不足也，用人参安神丸。脾胃倦则倦惰嗜卧，神思短则懒怯多眠，六君子汤。

温胆汤竹筎，枳实半夏橘红俱，甘草茯苓加姜枣，定悸治烦虚①。

脚气者湿气多而风淫

有恶寒发热，与伤寒相似而病起自脚，两胫肿满者脚气也。脚气不离于湿，槟榔散主之。然亦有两足忽然枯细者，俗名干脚气。此为风燥之证，四物加牛膝、木瓜主之。

大便秘乃血液燥结

大便秘结者，乃津液枯少，大肠不润之故也。治当养血润

---

① 《医学传心录》此后有一段，《传心录》缺失："多睡者脾胃倦而神昏。脾胃倦，则怠惰嗜卧。神思短，则懒怯多眠。六君汤主之。"

肠,切不可妄用硝黄、巴豆、牵牛峻下之剂,戕损其阴,败伤胃气,反受其害。若胃气不虚,邪气内畜,大便不通者,腹必坚硬,方可用峻下之药也。

润肠丸九味,桃仁归_尾二地,国老枳_实将军,麻仁升麻剂。

小便秘乃气滞不行

东垣曰:小便不通,以渴与不渴而辨之。即知在气在血而治之。如渴而小便不利者,邪在上焦气分,宜清肺之气,泻其火,以滋水之上源也,清肺饮主之。如不渴而小便闭者,热在下焦血分,宜除其热闭,以滋膀胱肾水之下元也。通关丸治之。即滋肾丸。

清肺散猪泽,二通车瞿麦,灯心扁畜①苓,煎调琥珀末。

通关丸知_{母黄}柏,各用二两炙,肉桂一二钱,蜜丸空心吃。

小便不通,诸药不效,余思《经》曰,膀胱者,津液藏焉,气化则能出。今秘而不利者,气滞故也。用皂角炒研,蜜丸滚汤下即利。

耳聋缘肾虚之故

耳为肾之窍也,肾气实则耳聪,肾气虚则耳聋。此大概之言。然其中亦多有少阳经之病也,有气厥而聋,有挟风而聋,有劳损而聋者,治必审其因而药之。肾虚者,四物汤加苁蓉、

---

① 畜:当作"蓄"。

枸杞、知母、川柏、柴葛、菖蒲。挟风而聋者,九味羌活汤加柴葛、菖蒲。劳损而聋者,补中益气汤加远志、菖蒲。气厥而聋者,二陈汤加木香、香附、黄芩、龙胆草、柴胡、菖蒲。

目疾皆肝火之因

目者肝之窍也,肝主血,故血太过则目壅塞而发痛,血不足则目耗竭而失明,其证壮年与肥人犯之,血太过也,其在老,此药调下即言①。

鼻塞者肺气之不利

夫鼻通乎天,乃肺之窍,其位高,其体脆,性恶寒而又畏热,因

---

① 《医学传心录》此段有较大不同,作:"张子和曰,目者,肝之外候也。肝主目在五行属木。然木之为物,太茂则蔽密,太衰则枯瘁。蔽密则风不疏通,故多摧拉。枯瘁则液不浸润,故无荣华。又曰:圣人虽言目得血而能视,然血亦有太过、不及也。太过,则目壅塞而发痛。不及,则目耗竭而失明。大抵年少之人多太过,年老(瘦弱)之人多不及。大法实者泻之,虚者补之。治目用剂之法:散风用防风、荆芥、羌活、白芷、蔓荆子、菊花、薄荷之类。清热用黄芩、黄连、栀子、黄柏、连翘、知母、胆草之类。养血用当归、川芎、白芍、生地、熟地、枸杞、夏枯草之类。理气用香附、枳壳、青皮、槟榔、白豆蔻、苍术、甘草之类。补气用人参、黄芪、白术之类。退翳用木贼、蒺藜、蝉蜕、蛇蜕之类,明目用密蒙花、谷精草、青葙子、草决明、羊肝、柴胡之类。"

《医学传心录》此后有两段,《传心集》缺失:"齿痛乃胃热虫蛀。齿者,肾之标,骨之余也。肾实则齿固;肾虚则齿豁。其齿痛者,非干肾也,乃阳明经热也,以清胃散治之。有气虚而痛者,补中益气汤加熟地、丹皮、茯苓、白芍。虫蛀者,用川椒、烧石灰为末,蜜丸,塞于蛀孔即愈。牙疳用五倍子烧灰,加龙骨末少许,擦之神效。清胃散:清胃散用升麻黄连,当归生地牡丹皮全,或益石膏平胃热,口疮吐衄及牙宣。""喉痹乃火动痰升。喉痹者,乃喉咽闭塞不通也。曰乳蛾,曰缠喉风,名虽不一,其因则火与痰也。脉浮而微者不治。用药之法:清热用黄连、元参、山豆根、灯心。解毒用射干、牛蒡子、甘草。消痰用贝母、花粉、茯苓、桔梗、枳壳。滋阴用白芍、生地、黄柏、知母、竹沥。一少年值天气暴热,远行而归,忽咽喉闭塞不通,面热滚泪。予谓暴病属火,怪病属痰。以辰砂五分、白矾二钱为末,冷水调下,顷刻而愈。又,治一痰症不语者,药下即语,亦此方也。"

心肺上病而不利也。又寒邪客于皮肤，气不利而壅塞，或热壅清道，气不宣通，变为鼽衄、鼻渊等症。有之总用辛夷苍耳散治之。

辛夷散芎风，细辛甘_草白芷_木通，蒿本升麻䓖，清茶药末冲。

苍耳治鼻渊，白芷辛夷仁，薄荷净五钱，研末葱汤下。

口疮者脾火之见征

口，脾之外候，脾火上行则口内生疮，泻黄散治之，黄连、干姜为粗末嚼之。有虚火上炎，服冷药不愈者，理中汤治之。心热则口苦，泻心汤。脾热则口甘，泻黄散。肺热则口辣，泻白散。肾热则口咸，滋肾丸。肝热则口酸，泻青丸。肝胆合热则口酸而苦，柴芩、青皮、龙胆草之类。胃虚热则口淡，补中益气汤。唇燥热，脾血不足也，归脾汤。

泻心汤将军，连芩一半好。

泻黄枳_壳升麻防风，黄芩_{白芷}石斛甘草_半夏。

泻白散桑皮，地骨粳米_甘草。

泻青丸羌_活防风，黑栀龙胆草，川芎_当归酒大黄，蜜丸竹叶下。

女人经水不调皆因气道

血者，气之配也。气行则血行，气滞则血滞。故知经来而成块者，气之凝也。将行而痛者，气之滞也。已行而痛者，气血虚也。色淡者亦虚也，而有水以混之也。错经妄行者，气之乱也。紫者，气之热也。黑者，热之甚也。凡经候不调等证，悉以四物汤为主，看病之虚实而增减之，气虚加参芪、白术之类，血虚倍归地，加阿胶、炒蒲黄，气滞加乌药、香附、青皮、陈皮、莪术、枳壳、白芷、砂仁，血滞加归尾、桃仁、红花、丹皮、牛膝之类。清热加柴芩、秦艽、黄连，温经加干姜、桂附，定痛加砂仁、玄胡索，去痰加二陈汤、南星，止涩加赤石脂、伏龙肝。

寡妇心烦潮热多自郁萌

寡妇独阴无阳，多有抑郁之证，乍寒乍热，食减形瘦，宜用越鞠丸，以开其郁，逍遥散以调其经。经水未绝者，以厥阴治之；经水已绝者，以太阴治之。

带下沙淋由于湿热

带下之状，如涕稠黏，与男子遗精略同也，治当精心补养气血为主。沙淋之状，如浆水之淡，治与男子白独略同也，治当清热燥湿。然女人之病不脱四物为主。妇人无客病，单下白者，是湿热下注也。妇人久病，赤白并不①，是气血下陷，多成劳瘵，用归脾汤、补中益气汤之类。

血崩漏下为伤冲任

血崩之病，为伤于冲任二脉。盖冲脉为十二经之血海，任

① 不：《医学传心录》作"下"，是。

脉为一身生养之元气。因损此二脉，故血妄行。初起者属实热，宜四物汤加芩连、知柏、炒蒲黄之类。稍久者属虚热，四物汤加参术、胶艾、黄连、炒蒲黄、棕榈炭之类。病日久者，必阳气下陷，补中益气汤加羌活、防风之类，或用归脾汤加赤石脂、伏龙肝以涩之。

胎孕不安治有二理

安胎之法有二：有妊母有病，以致胎孕不安者，但治母病，其胎自安。有胎气不安，以致妊母有病者，但安胎气，其病自痊。

漏血胶艾汤，川芎芍药当_归，地黄兼国老，胎动即能康。<small>一方有术无芎。</small>

子悬紫苏饮，川芎归_身芍药陈_皮，大腹皮参国老，胎塞即时宁。<small>按：川芎上升，宜去之。</small>

子淋散麦冬，<small>淡</small>竹叶腹皮苓，灯心通国老，溺涩即时清。<small>按子淋散，他本有木通。</small>

子烦饮茯苓，防风与麦冬，灯心甘竹叶，寤寐立安宁。<small>他本子烦饮，无防风、甘草，有黄芩、知母。</small>

子痫散羚羊，芎归苡茯<small>神</small>木香，酸枣仁<small>防风</small>甘<small>草</small>独<small>活</small>杏仁，竹沥五茄①皮生姜。<small>一方无川芎，名加味羚羊角散。</small>

子肿饮甘苓，芎归芍地芩，麦冬猪厚泽，白术水煎吞。

子气用天仙，陈皮香附兼，紫苏与乌药，木香甘草煎。

一妇有孕二月，病恶阻，用二陈汤加归芍、黄连、白术、竹茹、乌梅，水煎服即效。孕二月，胆经用事，胆火出于胃，故作

---

① 茄：当作"加"。

呕吐不食,用二陈汤消痰,白术助胃,竹茹、黄连泻火,乌梅酸先入胆。凡治妊病,要知其月数经络用事,投以对证之药,即获效也。一村妇孕三月,病心痛,余令用食盐一钱炒赤,大枣十四枚炒黑,研末酒下即愈。余月心痛者不效,为不对经也。

产后发热源有七门

产后发热,其因有七,有去血过多而发热者,有恶露不行而发热者,有感冒风寒而发热者,有过伤饮食而发热者[1],必须审其因,细切其脉。有如去血过多者,六脉必虚[2]。恶露不通者,腹中必痛[3]。感冒风寒者,必兼头痛[4]。过伤饮食者,胸膈不宽[5]。又有蒸乳而发热者,有乳膨而发热者,有起早蓐劳而发热者。蒸乳发热者,因于乳汁不通[6]。乳膨发热者,因于无子饮乳[7]。起早蓐劳而发热者,腰胯下必痛[8]。当随证治之。大抵产后用药,必须温暖,使恶露流行,益气养营为主。虽见杂证,不过兼治之耳。

益气养营汤,人参黄芪白术当归,川芎白芍陈熟地,甘草茯苓尝。

黑神散地黄,蒲黄炒黑姜,白芍当归桂,炙草黑豆童便酒浆。

---

① 《医学传心录》此后有"有蒸乳而发热者,有乳膨而发热者,有起早蓐劳而发热者"。
② 《医学传心录》此后有"宜益气养营汤"。
③ 《医学传心录》此后有"宜黑神散"。
④ 《医学传心录》此后有"宜五积散"。
⑤ 《医学传心录》此后有"宜消食饮"。
⑥ 《医学传心录》此后有"宜通乳汤"。
⑦ 《医学传心录》此后有"用炒麦芽五钱,米饮送下"。
⑧ 《医学传心录》此后有"宜猪肾饮"。

感寒身发热，恶露欠通行，生料五积散，一解一温经。

五积白芷陈皮川芎，厚朴当归白芍桔梗同，桂枝干姜麻黄枳壳半夏，茯苓苍术甘草姜葱。《局方》五积散有生熟之别，药不炒者为生料药，炒而加桂芷者为熟料。

消食饮山查，青皮陈曲麦芽，术茯苓甘草猪苓厚朴，枳实与香砂。

通乳饮通草，猪蹄芎国老，穿山甲一同蒸，服下源源到。

消乳用何方？麦芽砂仁少，为末用五钱，水饮调之好。

蓐劳猪肾饮，白芍与当归，晚粳香豉入，葱白也相随。

六气者风寒湿燥热火

刘氏曰：风有寒热之别，寒者发散祛风，则风自解；热者疏散郁热，则风自平。寒有内寒、外寒、虚寒之别。外寒宜发表，内寒宜温中，虚寒宜壮阳而固本。燥有寒燥、热燥、风燥之别。寒燥者温经，热燥者清热，风燥者祛风，然亦必以养血润燥之药为君。湿有寒湿、风湿、湿热、湿气之别。寒湿者，热药燥之。风湿者，风药胜之。湿热者，凉药清利之。湿气者，气药通畅之。热有实热、虚热、郁热之别。虚热补之，实热泻之，郁热散之。火有阴阳，阴火从其补，阳火从其泻。

四因者气血痰食云云

治气四君子汤，治血四物汤，治痰二陈汤，治食平胃散。

·····················【附痈疽】·····················

　　有病人脉浮数，发热恶寒而痛，偏着一处，饮食如常者，畜①积有脓也。外痈、内痈皆见此候。何谓内痈？大抵口内咽喉胸中隐隐而痛，吐涎腥臭者，肺痈也。腹皮膨急，按之则痛，便数如淋，转侧作水声者，肠痈也。胃脘隐隐而痛，手不可近，时吐脓者，胃脘痈也。《经》云：呕家有脓不须治，呕尽脓自愈，不可误也。

----

① 畜：当作"蓄"。

卷　末

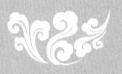

五运六气图说

蒋更宅先生鉴定　　谭同椿编辑

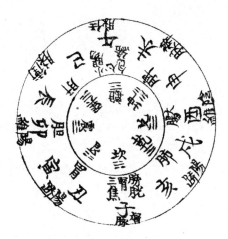

八卦十二辰配脏腑经脉之图

　　三焦一腑，或以属火，为少阳，宜附于离；或以为决渎之官，宜附于坎；又或以为上焦，宜附肺。中焦宜附脾，下焦宜附肾。众说不同，未知熟①是。

　　又谓小肠宜附坎，大肠为寒水也，亦未知熟是。

·········· 【脏腑纳甲歌】 ··········

　　甲胆乙肝丙小肠，丁心戊胃己脾乡，大肠庚位原相属，肺

---

① 熟：当作"孰"，后同。

主辛兮壬是膀胱,肾癸三焦应附丙,心包丁内辨阴阳。

·········【营气应时歌】·········

肺寅大肠卯胃辰宫,脾巳心午小肠未中,膀胱申肾酉心包
戌,亥三焦子胆丑肝通。

·········【运气总论】·········

运气之说,有笃信者,有不信者,二者均属非是。古圣人
阐阴阳之奥,著其说于篇,后世不知其理,视为印板文字。岂
知天气不常,有是气即有是应,无定方亦无定时也。然必有常
可稽,则胜复之微甚可辨。如见燥气,即视为阳明。见湿气,
即视为太阴可也。燥气而行于风木时令,则木之衰甚矣,其复
亦必甚。若行于火令,则火之微极矣,将继见寒水之政,而火
之郁发必烈。夫燥气而行于金令,则固其所。行于水令,亦得
其宜。然犹未免亢则害,至而不去之惧。若行于土令,亦为来
气有余之征。以此例之,思过半矣。独其说散在经中,或前后

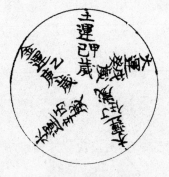

五运太过不及之图

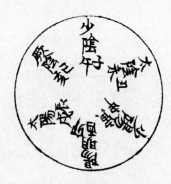

司天在泉,间气加临之图

复出,或彼此互见。承学之士,每苦望洋,不揣梼昧用敢,修列为表,以类相从,庶便检查,附于集后,以谂同志同。其有讹漏之处,祈方家谅之。

　　阳年太过,阴年不及

　　司天对面,谓之在泉

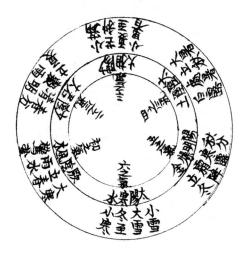

六气循环主时之图

· · · · · · · · · · · · 【五运太过不及歌】 · · · · · · · · · · · ·

　　甲己合土乙庚金,丙辛水兮木丁任,戊癸两年为火运,太过不及辨阳阴。

· · · · · · · · · · · · 【司天在泉歌】 · · · · · · · · · · · ·

　　子午少阴为君火,丑未太阴临湿土,寅申少阳相火旺,卯酉阳明燥金所,辰戌太阳寒水边,己亥厥阴风木主,司天之对名在泉,初之客气在泉左。

···········【六气主时歌】···········

厥少二阴主初二,相火湿土在中间,阳明太阳五与六,初气讬始大寒天。

五运表(一)

五运	土运	金运	水运	木运	火运	备注
阳年太过,阴年不及	甲己,南政	庚乙,北政	丙辛,北政	壬丁,北政	戊癸,北政	
天符年,岁会年,太乙天符	己丑己未,甲辰戊丑未,己丑己未	乙卯乙酉,乙酉,乙酉年	丙辰丙戌,丙子,无	丁巳丁亥,丁卯,无	戊寅子戊申午,戊午,戊午年	
天气,经于,主时	黅天,心尾角轸,寄旺四时	素天,亢氐昂毕,秋	玄天,张翼娄胃,冬	苍天,危室柳鬼,春	丹天,牛女奎壁,夏日各七十分	
在天,在脏,在声	湿雨化,脾,歌	燥化清,肺,哭	寒,肾,呻	风,肝,呼	热暑,心,笑	
在地,在体,在变动	土,肉,哕	金,皮毛,咳	水,骨,慄	木,筋,握	火,血脉,忧	
气用色	充化黄	成固白	坚黑	柔动青	息燥赤	
性用味	静盈甘	凉敛辛	凛肃咸	暄荣酸	暑茂苦	六气同
德政志	濡谧思	清劲忧	寒静恐	和散怒	显明喜	
令,虫	云雨,倮	雾露,介	鳞	宣发,毛	郁蒸,羽	
变,眚	动注,霖溃	肃杀,苍落	凝冽,冰雹	摧拉,陨	炎烁,燔炳	

五运	土运	金运	水运	木运	火运	备注
平气之纪	敷和	升明	备化	审平	静顺	
平气年	丁巳,丁亥	戊辰戊戌,癸巳癸亥	己丑,己未	乙丑未乙卯酉,庚子午,庚寅申	辛卯,辛酉	
其象	阳舒阴布,五化宣平	正阳而治,德施周普	气协天休,德流四政	收而不争,杀而无犯	藏而勿害,治而善下	
气性用	短随,曲直	高速,燔灼	平顺,高下	洁刚,散落	明下,沃衍	
其化,其候	生荣,温和	蕃茂,炎暑	丰满,溽蒸	坚敛,清切	凝坚,凝肃	
其政,其畜	发散,犬	明耀,马	安静,羊牛	劲肃,鸡	流黄,彘	同前
谷果实	麻李核	麦杏络	稷枣肉	稻桃壳	豆栗濡	濡润也,当与前并看
音数物	角八中坚	徵七脉	宫五肤	商九外坚	羽六濡	
其畏其生	清肝畏清目	心畏寒舌	脾畏风口	肺畏热鼻	肾畏湿二阴	
其病	裹急支满	瞤瘛	痞	咳	厥	
不及之纪	委和是谓胜生	伏明是谓胜长	卑监是谓减化	从革是谓折收	涸流是谓反阳	
其象	燥乃大行,生气失政,凉雨时降,风云并兴,草木润落,物秀而实	寒乃大行,长气不宣,成实而稚,遇化而老,阳气屈服,蛰虫早藏	化气不令,雨乃愆期,风寒并兴,草木营美,秀而不实,成而粃也	收气乃后,生气乃扬,长化合德,火政乃宣,庶类以蕃,其用躁切	湿乃大行,暑雨数至,长气宣布,蛰虫不藏,土润水减,草木条茂	不及者,从胜己之化

五运表(二)

五运	木运	火运	土运	金运	水运	备注
其主	雾露凄怆	冰雪霜寒	飘怒振发	明曜炎烁	埃郁昏翳	
其动	缅庚拘缓	彰伏变易	疡涌分溃	铿禁瞀厥	坚止注下	
其发	摇动惊骇	郁冒朦昧	痛肿濡滞	气逆喘息	燥槁	
其病	支废痈疡	昏惑悲忘	留满痞塞	嚏咳鼽衄	痿厥坚下	果实、谷味、色畜、虫声皆与胜己兼见病亦如之,之来复仇
灾不及之年方	眚于三	眚于九	眚四,维一作眚五宫	眚于七兑方	眚一宫坎方	
其主	飞蠹蛆雉,乃为雷霆	骤注雷霆	败折虎狼	鳞伏彘鼠	毛显狐貉	
民病	中清胠胁,痛少腹痛	暴瘖心胁,痛胸腹腰	寒中霍乱,腹痛肌肉	燥烁以行,户背瞀重	腹满身重,寒疡流水	
复则	肠鸣溏泄,寒热疮疡,痱疹痈痤,脾土受邪	背肩臂痛,食饮不下,肠鸣泄注,痛挛瘘痹	瞤酸善怒,胸胁暴痛,下引小腹,善太息	血便注下,阴厥格阳,头顶脑痛,发热口疮	腰股痛烦,色变疹发,心痛肉瞤,气并于膈	
太过之纪	发生是谓启敕	赫曦是谓蕃茂	敦阜是谓广化	坚成是谓收引	流衍是谓封藏	
其象	风气流行,土乃疏泄,阳和布化,万物以荣	阴气内化,阳气外荣,炎暑施化,物得以昌	至阴内实,物化充成,烟埃蒙郁,雨湿流行	天气洁地,气明阳气,随阴治化,燥行其政	寒司物化,天地严凝,藏政以布,长令不扬	谷畜果虫物皆兼胜己者
其气	美	高	丰	削	坚	
其令	条舒	鸣显	周备	锐切	流注	
其动	掉眩巅疾	炎灼妄扰	濡积并蓄	暴拆疡注	漂泄沃涌	色味兼胜己与所胜,脏兼所胜,经则不兼,星不及则应胜己甚,则兼所胜,复则兼所生星
其德	鸣靡启坼	暄暑郁蒸	柔润重淖	雾露萧瑟	凝惨寒冽	
其变	振拉摧拔	炎烈沸腾	震惊飘骤崩溃	肃杀凋零	冰雪霜雹	
其病	怒伤肝,吐利	笑疟疮狂,血流目赤	脾邪腹满,四肢不举	喘喝胸凭,仰息,咳	肿胀食减,上中下寒	

五运	木运	火运	土运	金运	水运	备注
民病	飧泄食减，体重烦冤，肠鸣腹满	疟少气咳，中热血泄，嗌燥耳聋	腹痛清厥，意不乐，体重烦冤	两胁下少腹痛，目痛，眦伤耳聋	身热烦心，躁悸阴厥，谵妄心痛	
甚则	忽忽善怒，眩冒巅疾，胁痛而吐	胸满身热，骨痛浸淫，谵妄咳血，	肌肉萎足，痿脚下痛，饮发满泄	喘咳血溢，肩背胠尻，阴股膝痛	腹大胫肿，喘咳寝汗，溏泄渴冒	
死不治	冲阳绝	太渊绝	太溪绝	太冲绝	神门绝	
上应	岁星 甚则 太白	荧惑星 辰星	镇星 甚则 岁星	太白星 荧惑	辰星 甚则 镇星	
郁之发	太虚埃昏，云物以扰，大风乃止，发屋折木	太虚赤曀，大暑至水，乃减土浮，霜卤惑言	岩谷震惊，气交埃昏，云奔雨骤，石飞水漫	风清气切，凉燥大行，夜零白露，草木苍干	阴气暴举，川泽严凝，大寒霜雪，白埃昏暝	
民病	胃脘痛，上支两胁膈咽不通，甚则耳鸣眩仆	膜胀疡痱，呕逆瘛疭，温疟暴痛，懊恢暴死	呕吐霍乱，腹胀心痛，饮发注下，胕肿身重	咳逆，心胁满，引少腹暴痛，嗌干，面尘色恶	寒客心痛，关节不利，腰痛厥逆，痞坚腹满	
治之	木达之	火发之	土夺之	金泄之	水折之	

　　岁运与司天相合为天符，与地支相会为岁会，天符合岁会为太乙天符。天符为执法，岁会为行令，太乙天符为贵人邪中执法者，其病速而危。中行令者，其病徐而持中。贵人者，其病暴而死。尺寸反者死。子午卯酉四岁，当阴寸阳尺。阴阳交者死。余人岁当阴右阳左。

　　气有余则制己所胜而侮所不胜，其不及则己所不胜侮而乘之，己所胜轻而侮之，然侮者反受邪。

　　太过者其数成，不及者其数生，土常以生也。平气本不注年,然不注则更难推测,惟愿学者勿泥可也。

金之平气独多,其次为火者,盖金气肃杀,火气焦灼,平气苟少,其害必甚也。又天符、岁会同,天符同岁会亦多。平气又如丁卯、酉丁、丑未年正月后,己巳、亥己、卯酉年九月后,辛丑、未辛、己亥年七月后,癸卯、酉癸、丑未年五月后,乙亥、己乙、卯年三月后,皆得干德符,复为平气。又如庚申,为太商,至八月乃复。正商癸亥,为少徵,至五月乃复。正徵丙申、戊辰、戊戌、庚午、丙子、丁丑、丁未、戊申、辛巳、甲寅俱减半,论不可不知。

六气表(一)

六气	厥阴	少阴	太阴	少阳	阳明	太阳
司天	己亥	子午	丑未	申寅	酉卯	
南北政	右寸尺不应	两寸尺不应	左寸尺不应	右皮寸不应	两皮寸不应	左尺寸不应
在泉	寅申	卯酉	辰戌	亥己	午子	未丑
阳阴同,天符岁会	壬寅壬申	癸卯癸酉	甲辰甲戌	癸巳癸亥	庚子庚午	辛丑辛未
所属	风天木地酸泉	君火即热苦	湿天土地甘泉	相火苦	燥金辛	寒水咸
经络	心包肝	心肾	肺脾	三焦胆	大肠胃	小肠膀胱
脉至	弦	钩	沉	浮	短涩	长大
病在	寸口一盛	寸口二盛	寸口三盛	人迎一盛	人迎三盛	人迎二盛
标本离合	从中见阖	从本标枢	从本开	从本枢	从中见阖	从本标开
司气间气	苍化动化	不司气化,居气灼化	黅柔	丹明	素清	玄藏
时化司化	和平莹启	暄舒荣	埃溽员盈	炎暑行出	清劲庚苍	寒雾归藏

六气	厥阴	少阴	太阴	少阳	阳明	太阳
气化	生风摇	荣形见	化云雨	长蕃鲜	收雾露	藏周密
气变	飘怒大凉	大暄寒	雷霆烈风	飘风燔燎霜凝	散落温	寒雪、白埃、冰雹
令行	桡动迎随	高明燄嘿	白埃晦冥	光显彤云	烟埃霜悽	刚固坚芒
德化布政	毛化生化	羽化荣化	倮化濡化	羽化茂化	介化坚化	鳞化藏化
病之常	里急掉眩，支痛缩戾，胁痛呕泄	疡疹身热，惊惑恶寒，谵妄衄蔑	积饮痞满，霍乱吐下，重胕肿	嚏呕疮惊，瞀昧喉痹，暴注䐜瘛	浮虚鼽衄，尻臀阴股，膝腨足病	屈伸难，腰痛，寝汗，痓，流泄禁止
司天之候	水眚风生，埃昏云雨，蛰虫来见	大暑流行，金烁石流，时雨乃降	水变枯槁，埃冒云雨，白埃四起	草木眚火，燔焫水涸，温气流行	土眚木萎，凄怆数至，风燥横行	寒清时举，金眚水冰，湿化乃布
民病	体重肉瘘，食减口爽，目痛耳鸣，舌强，膈不通，胃脘痛，腹胀疟闭，呕吐瘕泄	喘呕寒热，目赤眦疡，寒厥动疡，咳逆烦躁，腹大膜胀，肩膊臂痛，血溢血泄	阴痿气衰，腰脊痛厥，逆头顶强，心悬若饥，胳血拘急，胕肿痞满	咳嚏鼽衄，口疡寒热，胕肿头痛，肤痛疟烦，心痛目赤，呕酸谵妄，聋瞑肿泄	胁痛目赤，掉振筋痿，癃闷疝瘕，痎疟噎干，面尘而咳，胸满洞泄，疡疮痤痈	心热烦渴，悲忘厥心，痈血证痔，噫悸肮仆，面赤目黄，不利隐曲，寒湿濡写①
六淫所胜	风淫 病本于脾	热淫 病本于肺	湿淫 病本于肾	火淫 病肺大肠	燥淫 病本于肝	寒淫 病本于心
治之	平以辛凉，佐以苦甘，甘缓酸泻	平以咸寒，佐以苦甘，以酸收之	平以苦热，佐以酸平，苦燥淡泄	平以酸凉，佐以苦甘，酸收苦发	平以苦温，佐以酸平，以苦下之	平以辛热，佐以甘苦，以咸泻之
相胜	病在胃肠，注下赤白	心热善饥，脐下动气	疮疡火郁，头痛少腹满	热客于胃，耳痛善饥	左胠痛，癫疝，少腹痛	腹肿阴中，疡目如脱

① 写：通"泻"。

续　表

六气	厥阴	少阴	太阴	少阳	阳明	太阳
治之	甘清佐苦，辛以酸泻	辛寒佐苦，咸以甘泻	咸热佐辛，甘以苦泻	辛寒佐甘，咸以甘泻	酸温佐辛，甘以苦泄	苦热佐辛，酸以咸泻
六气之候	少腹坚满，厥心痛汗	瘄少腹绞痛，少气骨痿	甚则入肾，窍泻无度	便数发黄，入肺脉痿	病腹甚则入肝	心胃生寒，胸膈不利
治之	酸寒佐甘辛，酸泻甘缓	咸寒佐苦辛，甘泻酸收，苦发咸奭	苦热佐酸辛，以苦泻之，燥之泄之	咸冷佐苦辛，咸奭辛，酸收苦发	惊骇筋挛，辛温佐苦甘，苦泄下酸补	咸热佐甘，辛以苦坚
司天邪胜之治	酸温佐甘苦	甘温佐苦酸辛	苦寒佐苦酸	甘热佐苦平	辛寒佐苦甘	咸冷佐苦辛
胎孕	毛静羽育，介虫不成	羽静介育，毛虫不成	倮静鳞育，羽虫不成	羽静毛育，倮虫不成	介静羽育，赤虫不成	鳞虫静，倮虫育
甲己土运	上角与正角同，飧泄	太宫阴雨，中满身重	上宫与正宫同	太宫体重，胕肿痞饮	目少角半，从木化土，金相生，其运雨风凉	上羽阴埃，病湿下重
乙庚金运	上角同正角，邪伤肺	上徵与正商同，病咳	少商同少徵，其运寒热凉	上徵同正商，病肩背	上商与正商同	太商病燥，背痛胸满
丙辛水运	少羽同少宫，寒雨风	太羽气逆，其病寒下	上宫与正宫同，癃闭	其运寒肃，病寒浮肿	同少宫，金水相得，运寒雨风	长气不化，寒留豀谷
丁壬木运	上角与正角同	上徵气送，吐利支满	少角与正宫同 其运风清	太角其病，掉眩惊骇	同正商 支废痈疡	太角其病，掉眩目瞑
戊癸火运	少徵与少羽同，心邪	上徵收气后，热血溢	少徵火土相生，半同水化	收气后心痛血热证	邪伤肝	上羽与正徵同，病痤

六气	厥阴	少阴	太阴	少阳	阳明	太阳
在泉之候	风行于他,尘沙飞扬,草乃早秀	暴热至土,乃暑水不水,蛰虫见	土润水行,寒行湿化	大热消烁,蛰虫数见,流水不冰	同正商,从水化邪伤心也,地乃烁肃,杀草本变,霜雾清暝	大寒且至,地裂冰坚,蛰虫早俯
民病	厥逆泄满,胃脘痛,膈不通,振寒,善伸欠嚏	小便变喘,寒热如疟,心痛齿痛,气上冲胸	埃昏岩谷,水饮中满,肌肉萎,足痿,身后痛,嗌肿喉痹	注泄赤白,少腹痛,尿赤,或便血,少阴同候	呕苦,善太息,心胁痛,身无膏泽,足外反热	少腹控睾引腰脊痛,时害于食腹满,颈肿血见
治之	辛凉佐苦,甘缓辛散	咸寒佐甘苦,酸收苦发	苦热佐酸淡,苦燥淡泄	咸冷佐苦辛,酸收苦发	苦温佐甘,辛以苦泻	甘热佐苦辛,辛润苦坚
死不治复同	冲阳绝	天府绝	太溪绝	尺泽绝	太冲绝	神门绝
毒不生	厥阴左泉清	少阴寒毒	太阴燥毒	少阳寒毒	阳明湿毒	太阳热毒
味不化	毒不生味甘	甘味辛	其味咸	其味辛	其味酸	其味苦
胎孕	毛育倮耗,羽虫不育	羽虫育介,虫耗不育	倮虫育,鳞虫不成	羽有介耗,毛虫不育	介育毛耗,羽虫不成	鳞育羽耗,倮虫不育

司天气,下临在泉,气上从。六气为本。风热、湿火、燥寒。六经为标。相为表里之经为中见。如厥阴为标,少阳为中见。南政之岁,三阴在天则寸不应,三阴在泉则尺不应,北政反是。依少阴所在定左右。甲己土运南政,其余皆北政。太过而下加在泉者同。天荷不及而下加在泉,司岁会。上临司天者,皆曰天荷。间气者,除司天在泉之外,中间之四气是也。间气纪步,谓之客气。

五运主时，太少相间。如太徵年则少角、太徵、少宫、太商、少羽主时，少商年则太角、少徵、太宫、少商、太羽，余仿此。对化胜而有复正，化胜而不复。凡上字为对化，下一字为正化。如子为少阴对化，午为少阴正化。对化从标用成数，正化从本用生数。土常以生数。如甲子年运雨化五，司天热化土，在泉燥化九。甲午年运雨化五，司天热化二，在泉燥化四。乙丑年清化四，湿化五，寒化六。己未年寒化为一，余同。庚年年清化九，热化二，燥化四。庚子年清化九，热化七，燥化九，司天为上岁运居中，在泉为下土金二，运不言湿化燥化，而言雨化清化。他运有与司天在泉同者，只举其一，如癸卯年燥化九，热化二，他皆仿此。

六气表(二)

六气	初之气	二之气	三之气	四之气	五之气	六之气
主气	厥阴风木	少阴君火	少阳相火	太阴湿土	阳明燥金	太阳寒水
主时	太寒始子亥	春分始戌酉	小满始神	大暑始午巳	秋分始辰卯	小雪始寅丑
子午年	太阳为客	厥阴生主	少阴比和	太阴比和	少阳客胜	阳明生主
丑未年	厥阴比和	少阴比和	太阴主生	少阳生主	阳明比和	太阳比和
寅申年	少阴主生	大阴主生	少阳比和	阳明主生	太阳主生	厥阴主生
卯酉年	太阴主胜	少阳比和	阳明主胜	太阳主胜	厥阴主胜	少阴主胜
辰戌年	少阳主生	阳明主胜	太阳客胜	厥阴客胜	少阴客胜	太阴客胜
己亥年	阳明客胜	太阳客胜	厥阴生主	少阴生主	太阴生主	少阳主胜
气在	经隧	血脉	孙络	肌肉	皮肤	骨髓

诸气以交节日时起各管四节，一法以节前甲子日起，每六十日一易，若甲子超过三十日，外则置一闰而下气。甲子在节后，惟甲子在节后，不得满三十日。十二年一闰。金匮冬至之后，甲子夜半少阳起，所说与此不同，勿混视。

初之气之加临客气,起于在泉之左间。如子午之岁,起于太阳寒水是也。顺是以下,逐气左转,每气各主一岁。然司天通主上半年,在泉通主下半年,惟主气则定而不移。客气胜为从,主气胜为逆,相生比如则时令顺。<small>当察气候勿扳着。</small>《六元正纪大论》所戴[①]逐气气候病形与前司天在泉之说,大抵相同,无庸再述。所宜注意者,兹辑主于简括,大都前后互见,彼此类推,阅者知此,庶无遗漏,再取经文观之,自能一目了然,由是益求精进,勿复以肤浅之说自限矣。张飞畴运气不足,凭说理固无当,若取与总论对阅,其误自见。

三径草庐誊稿

【春初感怀】

光阴容易势难留,两鬓如霜白发秋。
底事春风吹野烧,者番夜雨惹人愁。
向平有愿如何了,瘐信安贫得自由。
世事茫茫难逆料,雄心一片付沧州。

【申江寓楼送夏贯甫】

飘蓬无计奈江楼,故友重逢三阅秋。
一派筂声兼画角,不堪又复送行舟。
闰端阳前七日梅雨,酸气撩人清梦,起步小斋,偶成一律,

---

① 戴:疑当作"载"。

以博王亮甫二兄大人粲正。

劳人草草有谁知，敢自狂言好济时。处世圆通宜早悟，半生庸俗最难医。为觞杯酒曾吟月，每忆良朋辄赋诗。亲擘云笺寄摩诘，聊当尺素慰相思。

【二月望至圆通禅院看梅二首】

竹篱半掩晚晴天，花放迟迟较去年，游客尚稀春二月，看梅让我独争先。

满林晴雪衬斜晖，鼻观芳流腹转饥，香积厨空无别物，徘徊独自待僧归。

【思报口占】

世事茫茫不可知，长风破浪任驱驰，淮阴将略客千古，吴市箫声试一吹。腹有甲兵曾气慨，谊关桑梓爽英姿，能将丑类歼除尽，腰系龙泉肯赠遗。

【赠朱若愚】

衣食营谋事最艰，翻因风雨得安闲，剧怜鸿鹄高飞志，未得翱翔天地间。

【己未冬暮访友作】

雨歇忽飞雪，出门行路难，遮头张盖侧，吹面朔风寒，野径屐泥滑，溪桥人迹干，行行到篱落，冻雀起林端。

【闺情暗藏】

羽葆妖娆出,乌纱混不分,发卷藤束髻,腰细竹笼裙,脂腻净还沐,香浓羶亦薰,钿车归路晚,楼阁拥祥云。

【赠廖子仁卡员】

一识荆州面,平生愿肯偿,诗才争李杜,书法傲钟王,官冷淞滨上,秋深水驿傍,五茸城咫尺,鲈脍可能忘。

【自叹】

莫道浮生易,何人去学仙,胡卢依旧样,筠管纪新篇,春暖雠花谱,囊空乞酒钱,平心安我分,何事问苍天。

【归舟漫兴】

夜色惊昏黑,春风送晚潮,糢①糊敧短枕,倏忽过长桥,犬吠知村近,灯寒逐浪摇,孤舟无系着,衡宇认非遥。

【冬日晓行次野步原韵】

野旷霜天高,行行日初朗,群鸦噪急飞,时立荒畦上,鸦集欲何为,知有啄粒想,草草感劳人,冲寒失颐养,频年忍饥寒,

---

① 糢:疑当作"模"。

两鬓丝丝长。

【秋江感兴】

弹指光阴类转蓬，忽听来雁度遥空，风非激雨云先白，露未凝霜叶自红，两岸烽烟伤往事，一江秋水老渔翁，声喧晚渡人归市，万顷波光到眼中。

【登舟晚眺】

惯乘轻摇一叶舟，吴淞烟景望中收，隔江晚唱渔家乐，一曲能消独客愁，日色横斜孤塔影谓青龙塔，山光明净九峰秋，探囊自愧无多物，罄尽余钱买酒等。

【村居】

连村老树色苍凉，门对南山水绕梁，农事告成秋未获，满畦秔稻半生黄。

【秋夜】

抛书倚枕夜三更，膡有残灯暗不明，清梦未成凉月上，空阶蟋蟀为谁鸣。

【营后马路积水感兴】

酸风吹遍雨连绵，梅子黄时五月天，两部青蛙催战鼓，一行白鹭逐归鞭,大旗高捲笼遥翠,细柳低垂湿暮烟,农事匆忙蚕事了,田歌四起卜丰年。

【纸鸢】

一声响彻白云中,百丈游丝系半空,毛羽不知丰满否,冲霄总是仗东风。

【咏雪次韵】

欲兆丰年弗主裁,花飞六出压轻埃,诗人击钵频催句,高士酣眠只梦梅,明到水心清不浊,迹埋鸿爪冻难开,骑驴沽酒宜邀尝,谁是冲寒送炭来。

【赠骑尉赵竹均玉德】

连朝马首不从东,想像官衙点缀工,池漾残荷听夜雨,霜当红叶战秋风。梦中语。梦中觅句持筠管,客里传书递野鸿,何日淞滨复联袂,一番豪饮气横空。

【春日苦雨】

无端春雨画濛濛,愁对阶前草色融,迟我黄花开夜圃,惧他红杏坠芳丛,斜阳有约青旗卷,古渡才教绿水通,惆怅不知农事好,将诗和泪诉天公。

······· 【秋日苦雨】 ·······

　　积雨茅檐重,开门落叶轻,水深霜稻卧,山远湿云横,野渡无人迹,寒林绝鸟声,风烟负佳节,多少古乡情。

······· 【先立夏三日】 ·······

　　月令祥迎夏,先期日计三,送春逢巷北,按候到郊南,榴火千村艳,槐阴几树酣,莺声闻曲岸,蛙歌听平潭,屈指清和布,关心霭掩含,因知时乍过,遍野绿痕涵。

跋

陆宣公晚年留心于医,每得秘方,手自抄录。尝谓人曰,此亦活人之一术也。范文正少时亦言,吾不能为良相,必为良医。盖相能治国,医能治病,两者为济物利人之事。医之良者,实与良相同功也。昔我太夫子,以名诸生而还于医理。名噪于时者,垂四十余年。凡人有痼疾而医药罔效者,一经诊治,无不立愈。尝于暇日编成《传心集》一书,会诸家之要旨,集先哲之大成,本乎心得,参以妙用,审辨七情六气、寒热温凉,就症立方,神效昭著,衰而集之,附以说明,以启迪学者,亦圣人心法相传之意。吾夫子幼承庭训,拳拳服膺,克绍衣钵,不媿象象。今则教授生徒,以是为课。尝谓某等曰,余少时见父尝病哮喘,为人治症,未一日辍,几忘抱病在身者,其求道之笃,济世之殷,亦可见矣。其后命余弃帖括,习医学,教督甚严,谆谆不倦。余遂专心致志,焚膏继晷,夙夜研求。迨先父弃世之后,益以继承为志,兢兢业业,不敢稍安懈怠。某等闻是言,知夫子之秉承家学,渊源有自,而用心之苦,攻业之勤,为不可及矣。今之医者,但存营利之心而无济世之志,长沙玄晏从未寓目,五运六气之说渺焉不知,漫然临症,率尔处方,既不明疾病之缘由,亦不审气体之虚实,黄白之外,他非所计。即有上焉者,稍加研究医理,亦多读书不成,弃彼就此,文理未通,医理岂易骤明。吾国医学一道,至于今世殆不绝如线矣。其或记诵不精,泥古不化,以及临证不多,或偏执己见,误补益疾反泻含冤者,则十有六七也。夫医者,意也。方者,法也。用古方以治今病,譬之折旧料改新房,非经一番斫削之功,必不适于用。吾太夫子著此书之意，盖欲学者先勤学问，然后知通变，心乎其技，神而明之也。

民国五年丙辰季夏之月嘉定陈启朕谨跋

全册终